JMP
医学統計マニュアル

長田 理 著

公益財団法人がん研究会 がん研有明病院 医療安全管理部

オーエムエス出版

● JMP 対応環境 ●

Windows版	OS	32-Bit または 64-Bit 版※ Windows Vista SP2（Vista Home Basic エディションを除く） Windows 7 SP1（Windows 7 スターターおよびWindows 7 Home Basicエディションを除く） Windows 8 および 8.1（RT エディションを除く） Windows 10（JMP 12.1 以降）
	CPU	32-Bit システム：x86 プロセッサ 64-Bit システム※：x64 プロセッサ
	RAM※※	32-Bit システム：1GB 以上（推奨 2GB） 64-Bit システム※：推奨 4GB 以上
	ドライブ領域	最低 775MB の空き領域（下記の追加ソフトウェアをインストールする場合はさらに最大 250MB が必要）
	ブラウザ	Microsoft Internet Explorer 9.0 以降（最新版を強く推奨）
Mac版	OS	Mac OS X Lion（10.7） Mac OS X Mountain Lion（10.8） Mac OS X Mavericks（10.9） Mac OS X Yosemite（10.10） Mac OS X El Capitan（10.11, JMP 12.1 以降）
	RAM※※	推奨 4GB 以上
	ドライブ領域	最低 600MB の空き領域

※：64bit 版の JMP および JMP Pro を使用する場合は 64bit システムが必要です。
（64bit 版の JMP は年間ライセンスでのみ提供、シングルユーザーライセンスの JMP は 32bit 版）
※※：JMP はメモリ上で分析処理を行うため、必要なメモリサイズは扱うデータ量に依存します。

※ SAS、その他の SAS Institute Inc. の製品名・サービス名は、米国及びその他の国における米国 SAS Institute Inc. の登録商標または、商標です。®は、米国の連邦登録を受けていることを意味します。その他記載のブランド名及び製品は、それぞれの会社の商標です。Copyright 2016, SAS Institute Inc. All rights reserved.

◆バージョンについて
　本書では、JMP 12 を使用しています。

◆アドインについて
・マッチングのアドインは、JMP の標準機能ではなくサンプルとなりますので、ご注意ください。
・アドインは、JMP 11 以上で動作いたします。
・アドインが入手できるサイトは、以下となります。
　http://www.jmp.com/ja_jp/support/technical-documents.html

◆ JMP およびアドインに関する問い合わせ先
SAS Institute Japan 株式会社　JMP ジャパン事業部
〒 106-6111 東京都港区六本木 6-10-1 六本木ヒルズ森タワー 11F
TEL: 03-6434-3780（平日：9:00 ～ 12:00 / 13:00 ～ 17:00）
FAX: 03-6434-3781
Email:jmpjapan@jmp.com
www.jmp.com/japan

はじめに

　医学領域の研究では，個人差の大きいヒトを対象に，治療法や薬剤の効果を客観的に評価すると共に，一見しただけでは見逃されてしまう潜在的な関連性を見つけることが目標です．近年は evidence-based medicine という言葉に表されるように，誰が見ても明らかな証拠となる研究，すなわち「この薬を投与すると生存率が改善する」といった仮説を検証する研究（検証的手法）がもてはやされています．このような研究により様々な誤解や迷信が否定されたという素晴らしい功績がもたらされたものの，膨大な費用をかけた大規模研究でありながら不適切な研究モデルにより誤った結論に導かれた研究も少なからず存在します．では，このような不適切なモデルが，なぜ研究実施前に指摘されなかったのでしょうか？　多くの場合，データ解析を適切に実施する手順を知らないまま，興味関心のある仮説だけを検討してしまったことにあるようです．

　私たち臨床研究者は，日常臨床現場から得られる情報に対して常に疑問を持ち，今まで気付かれなかった関係性を見いだして研究に結びつける探索的手法をとることが多く，最初から研究テーマや仮説が存在するわけではありません．実際には，手もとのデータを様々な角度から検討し，分布形式や関連を把握し，このような地道な作業で抽出された様々な情報から証明すべき仮説を練り上げ，大規模研究を計画・実施するのです．では，どうすればデータを多角的にとらえ，潜在的な関係を抽出することができるでしょうか？　このようなノウハウについて合理的な手順で解説することは，実は非常に難しいのです．

　本書は，医学領域の研究で用いられる統計手法を統計ソフト JMP® で簡単に計算させたい方が対象です．私自身，JMP がバージョン 5 の時代からのユーザーですが，それまで利用していた統計ソフト StatView® とのコンセプトの違いに戸惑ったものです．その後，JMP はバージョンアップを重ねて着実に機能が強化されてきましたが，ソフトウェアが複雑化すればするほど希望する統計手法を手早く実施するために簡潔なマニュアルが求められます．一方，臨床医学では多変量を扱う研究が増加し，単なる統計手法の選択だけでなく，多変数間の関連性に配慮した解析手順が求められるようになりました．このような要望に応えられるよう，JMP の操作手順を解説した単純なマニュアルにとどまらず，前述した問題に対して私が実際に行っている手順を交えて，統計学ではなく統計学的解析の手順を理解できる書籍を目標としています．例題として多変数の研究を想定し，段階を追ってデータを読み解き，最終的な仮説を練り上げて検証するまでを通じて，医学研究で頻用される統計手法と私自身が目にした研究論文の問題点を解決するための工夫を盛り込み，JMP で計算する手順を網羅しました．研究を実施する際にも，また査読者として統計手法を検討する場合にも，JMP の潜在能力を引き出すよう本書を活用頂ければ幸いです．

　最後に，本書の構想から出版まで長年にわたり支援してくださったオーエムエス出版の皆様に，この場を借りて心から感謝いたします．

平成 28 年 3 月
長田　理

JMP 医学統計マニュアル

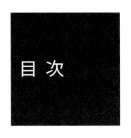

はじめに ……………………………………………………003

第1章 統計解析の基礎知識 ……………………………007
 1 医学研究での統計解析 008
 2 データの属性と統計解析 009
 3 パラメトリック分析とノンパラメトリック分析 010
 4 多重比較検定法の選択 013
 5 検出力と標本サイズ 014
 6 臨床疫学的指標とカットオフ値の決定 015
 7 交互作用を検討する 017

第2章 医療分野における統計解析の定石 …………019
 1 データの特徴を把握する 022
 2 集計表を用いて出現状況を検討する 026
 3 複数の変数間に潜む関係を調べる 029
 4 2群の数値データを比較する 039
 5 3群以上の数値データを比較する 045
 6 説明変数を用いて目的変数を予測する 055
 7 寿命(生存率)に及ぼす影響を検討する 063
 8 疫学的評価指標を検討する 071
 9 研究の信頼性を高める 073

CONTENTS

目次

第3章　JMPでの解析手順　…………………… 075

1. JMPの基本的操作 ………………………………………………… 076
2. 記述統計 – データの分布を把握する ………………………… 092
3. 分割表分析 – 集計表で検討する ……………………………… 096
4. 多変数の相関分析 – 複数の変数間に潜む関係を調べる …… 100
5. 主成分分析・因子分析 – 複数の変数間に潜む因子を調べる … 104
6. 対応のあるペアの解析 – 変化量を調べる …………………… 108
7. 一元配置分析の解析 – 2群及び3群以上の複数群を比較する … 110
8. 分散分析・共分散分析 – モデルのあてはめによる解析（1） … 116
9. 反復測定分散分析 – モデルのあてはめによる解析（2） …… 122
10. 重回帰分析 – モデルのあてはめによる解析（3） …………… 126
11. ロジスティック回帰分析 – モデルのあてはめによる解析（4） … 130
12. 判別分析 ………………………………………………………… 138
13. ノンパラメトリック生存時間分析 …………………………… 142
14. Coxの比例ハザードモデルによる生存時間分析 …………… 146
15. 関数モデルによる生存時間分析 ……………………………… 150
16. 再生モデルによる生存時間分析 ……………………………… 154
17. 標本サイズ／検出力の解析 …………………………………… 158
18. 傾向スコアを用いた背景因子の調整 ………………………… 166

索引 …………………………………………………………………… 172
参考文献 ……………………………………………………………… 174

CHAPTER 1

統計解析の基礎知識

1 医学研究での統計解析
2 データの属性と統計解析
3 パラメトリック分析とノンパラメトリック分析
4 多重比較検定法の選択
5 検出力と標本サイズ
6 臨床疫学的指標とカットオフ値の決定
7 交互作用を検討する

1 医学研究での統計解析

　「真実はひとつ」という物理／化学領域での研究と異なり，医学領域の研究，特に臨床研究は，発症率の低い疾患／状態を研究したり，個体差の小さい生体だけを研究対象に限定することができないため，ばらつきが大きく厳密な比較検証が行いにくいことが特徴です。このため，研究対象数を増やすことでデータのばらつき・偏りの影響を極力少なくすることが求められると共に，得られた結果がばらつきによる偶然によるものなのか，それとも真実なのかを考慮する統計学の力が必要です。現在では，様々な目的に見合った統計解析方法が考案されるとともに，膨大で複雑な計算を一瞬で行うことができる統計解析ソフトが開発／改良されており，一昔前のように紙と鉛筆で複雑な計算式を用いて膨大な時間を掛けて計算を行うことはありません。現在の研究者に求められているのは，研究対象のデータに潜む関係を見つけ出すこと（探索的解析）と仮説を検証すること（検証的解析）であり，各々の目的に見合った解析手法を正しく選択することが重要です。

　コンピュータによる統計解析において正しい統計手法を利用することができるようになった現在では，次の段階として研究を通して主張したい内容に見合ったデータ収集が行われているかどうかが問題になりつつあります。いくら統計解析が正確で高速に行えるようになっても，データ自体の信頼性に不備があっては研究の質が疑問視されてしまいます。統計解析を活用するためには，質の高いデータが収集できるような厳格な研究計画が大前提なのです。研究デザインの重要性については，巻末の参考文献1に例を挙げて詳しく記載されていますので，ご一読されることをお勧めします。

大規模研究と小規模研究の違い

　根拠に基づいた医療（EBM：evidence-based medicine）という概念が広まると共に，近年の臨床研究では大規模なランダム化比較試験（RCT：randomized controlled trial）でなければならない，という風潮があります。確かに大規模RCTでは，無作為に被験者群を処置群と比較対照群に割り付けることで評価面での偏り（バイアス）を回避し，母集団から多数のデータを抽出することでサンプリング上の偏り（バイアス）を排除することができるため，臨床開発治験など治療法の有効性を評価するための至適基準（gold standard）となっています。しかしながら，この方法を用いた研究であっても，不適切な研究計画（たとえば本来比較できないことを無理に比較する研究，発生率が極めて低い疾患／状況を検討する研究など）や研究対象の制約（前提条件）を逸脱するような拡大解釈が含まれると，合理的な結論を得ることができません。一方，小規模な研究の積み重ね（探索的解析）により重要な関係を見つけ出したり，対象患者や検討項目を制限した適切な研究モデルを設定することで，小規模の研究であっても限定的な状況においては意義のある研究結果を得ることができます。各々の特徴と限界を理解したうえで，適切な研究計画を作成することが重要です。

2 データの属性と統計解析

統計学的解析を行うには，まずデータの属性を把握する必要があります。データの属性は大きく次の3つに分類され，JMPでもこの属性に従って統計解析方法を選択することになります。

① 分類尺度（分類型）
　　データが分類を表すものです。JMPでは，文字列／数字のどちらも利用できます。
　　【例】男性／女性，北海道／本州／四国／九州
② 順序尺度（順序型）
　　データが順序関係を表すものです。分類型と同様に扱うこともできますが，順序関係を利用して解析することもできることが特徴です。JMPでは，文字列／数字のどちらも利用できます（文字列による指定の場合，別途順序を指定する必要があります）。
　　【例】春＜夏＜秋＜冬，　30歳代＜40歳代＜50歳代＜60歳代
③ 間隔尺度（連続型）
　　データが（数値による）量的意味を表し，連続する数値によって順序（大小関係）だけでなく大きさ（間隔）を表すものです。JMPでは連続型と表現しており，数字で入力する必要があります。

統計学的検定では，まず仮説（たとえば「2群の平均値に差がある」）を設定し，この仮説が成立しない（すなわち「2群の平均値が等しい」）確率が有意水準（通常は5％や1％が用いられる）よりも小さいことを示すことで仮説が正しいと判断します。このため，判断は仮説が正しい／正しいとは言い切れない，という形になります。仮説の検証を有意差ということばを用いて表現する場合には，「有意差が認められた」「有意差が認められなかった」と表現します。また，近年では単に有意差あり／なしと表現するのではなく，危険率 p 値を併記するのが一般的です。

一方で，帰無仮説（たとえば「2群の平均値が等しい」）が厳密に正しいこともあり得ないわけですから，このように計算される危険率（p値）にどれほどの意義があるのか，という考え方もあります。計算される危険率は，①帰無仮説と実際のデータとの違いの大きさと，②データ数（サンプル数）を増やすことで小さくすることができるため，データ数を増やすことで有意差ありと判断されようになるわけです。このような理由から，最近では「有意差あり／なし」という判断結果を示す仮説検定に代わる方法として，効果の大きさの推定値を（95％の確率で含まれるなどの）信頼区間で表現する方法が用いられるようになりました。統計解析ソフトJMPではどちらの表現にも対応できるよう計算結果が表示されていますので，適切な表現に迷った場合には両者を併記すれば良いでしょう。

3 パラメトリック分析とノンパラメトリック分析

3-1. 分析に重要なデータの分布

自然界から得られる連続データは正規分布に従うものが多いため，統計学では正規分布を想定した解析方法が開発されています。このように，データの分布に仮定をおく解析方法は，**パラメトリック分析法**と呼ばれます。なお，正規分布の特徴は，平均値 m と分散 σ^2 により次のように表現されます。

正規分布のデータ分布

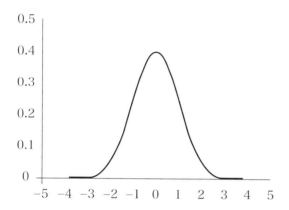

平均値を中心とした左右対称の釣り鐘型の分布である
- 分布の尖り具合を示す尖度（せんど，kurtosis）が 0 である
- 分布の非対称性を示す歪度（わいど，skewness）が 0 である

中心から離れるとデータ数が急激に減少する
- $m - \sigma < x < m + \sigma$ に約 68.26 % のデータが含まれる
- $m - 2\sigma < x < m + 2\sigma$ に約 95.44 % のデータが含まれる
- $m - 3\sigma < x < m + 3\sigma$ に約 99.74 % のデータが含まれる

一方，順序関係や離散値を表すデータなどでは正規分布を仮定することができないため，データの分布に仮定をおかない**ノンパラメトリック分析法**を用いて解析を行います。

正規分布以外のデータ分布形式の例

■ ラプラス分布

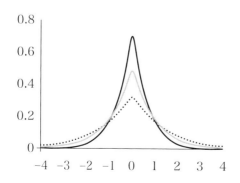

■ ロジスティック分布

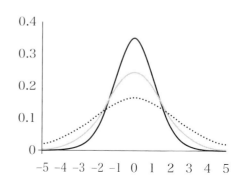

■ 一様分布

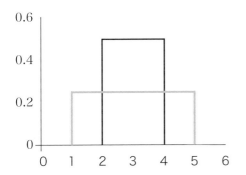

■ 対数正規分布（の例）

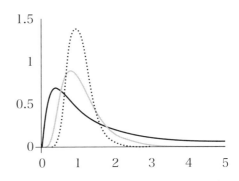

■ F分布（非対称分布の例）
カイ2乗分布（非対称分布の例）

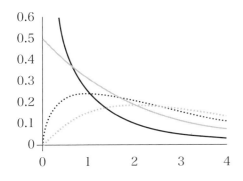

二項分布（離散値の例）

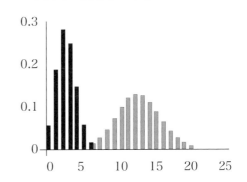

3-2. パラメトリック法とノンパラメトリック法の使い分け

　ノンパラメトリック法ではどのような分布のデータに対しても解析できるという長所がありますが，データの分布に関する仮定を利用できないため判断が保守的（有意差が検出されにくい）という制約があります。このため，本来パラメトリック法が適応できる場合には，ノンパラメトリック法を選択するメリットはありません。一方，データの分布が正規分布から外れている場合には，ノンパラメトリック法を用いることでパラメトリック法よりも有意差を検出しやすいことが知られています。

　そこで，パラメトリック法とノンパラメトリック法の選択は次のような手順になります。

　　判断手順1：数値データの特徴を確認する

　　　離散値（飛び飛びの値）である ──────────→ ノンパラメトリック法を利用する
　　　カットオフ値を含む ────────────────→ ノンパラメトリック法を利用する
　　　（検出限界以下／測定上限以上をある値にするなど）
　　　順序だけを表す整数値 ───────────────→ ノンパラメトリック法を利用する
　　　連続した数値データ ────────────────→ 判断手順2へ

判断手順2：正規分布に従っているかを評価する
① ヒストグラムを作成して正規分布に近い形であるかどうかを検討する。
② 分布の尖り具合を示す尖度と分布の非対称性を示す歪度を計算して，正規分布（尖度＝0，歪度＝0）とみなせるかどうかを検討する。

データ分布と尖度

分 布	尖 度
ラプラス分布	3
双曲線正割分布	2
ロジスティック分布	1.2
正規分布	0
一様分布	−1.2

YES ──────────────→ パラメトリック法を利用する
NO ──────────────→ ノンパラメトリック法を利用する
データ数が少ないため判断できない ─→ パラメトリック法を利用する

　JMPを用いて解析する際には，ノンパラメトリック的解析方法の取扱いが独立していないため，事前に○○法を使用したいと考えてもその方法を直接的に指定できないことに注意が必要です。このような状況でノンパラメトリック的解析を実行するには，①データの属性が順序型である場合には，解析に際してデータ属性を連続型に変更する，②連続型データでパラメトリック的解析を行う，③追加解析としてノンパラメトリック解析方法を選択する，という手順でノンパラメトリック的解析を行うことができます。

3-3. データの概要を代表値で表現する

　患者背景などdemographic dataを表形式で表示する場合，一般に代表値として「平均値±標準偏差」が用いられます。一方，近年は中央値（50パーセンタイル）に25／75パーセンタイル，最小値，最大値を表示することもあります。この2つの使い分けはどのようにすれば良いでしょうか？
　データ正規分布に従っている場合，平均値と標準偏差が与えられればデータの分布を再現することができます。このため，正規分布していると見なせる場合，「平均値±標準偏差」を表示すればデータの分布状況を読者に伝えることができます。
　一方，データが正規分布とはかけ離れたデータの場合には，平均値と標準偏差からデータの分布を推測することができません。このような場合，データの分布を伝えるためにはヒストグラムを提示する必要があります。残念ながらそれだけのスペースを割くことができなければ，中央値，25／75パーセンタイルに加えて最大値・最小値や5〜10／90〜95パーセンタイルを示すことで，データの分布が左右対称かどうか，裾野が広がっているかどうか，などを読者に伝えるわけです。
　データの概要を表形式で提示する行為は，単なる儀式ではなく，データの分布を読者に伝えるという重要な意味を持っています。このような視点から，表形式で使用する表現には適切な代表値を選択しましょう。

4 多重比較検定法の選択

統計学的検定では，一回の比較の際に判断となる基準（有意水準）を設定します。このため，複数回の比較を同じ基準で行うと検定全体では判断が甘くなることが知られています。このため，検定全体での判断基準が有意水準に収まるように一回あたりの判断基準が調整された検定法を多重比較検定法と呼びます。多重比較法には様々な方法がありますので，目的に合わせて方法を選択する必要があります。

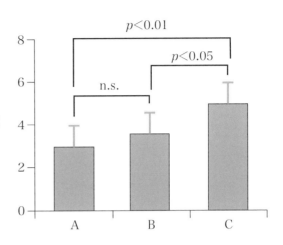

主な多重比較検定法

	パラメトリック法	ノンパラメトリック法
全てのペア （比較数 = nC2）	Tukey-Kramer法（Tukey HSD法） Bonferroni法 Scheffe法 Games-Howell法 HsuのMCB法	Steel-Dwass法 Dunn法（全てのペアの比較）
コントロールとの比較 （比較数 = n-1）	Dunnett法	Steel法 Dunn法（コントロール群との比較）
順序を比較 （比較数 = n-1）	Wiliams法	Shirley-Wiliams法

※ JMPで計算可能な方法にはアンダーラインが引かれています。なお，多重比較の各種検定方法について詳細は参考文献2を参照してください。

5 検出力と標本サイズ

統計学的比較検定を行う場合，有意差があると判断するためには「差が大きく」「データ数が大きい」方が確実な判断ができることは容易に理解することができます。手元にあるデータから確実な判断を得るために必要なデータ数は，次の手順で見積もることができます。

1 手持ちのデータで"有意差あり"
　　これ以上のデータ数は必要ありません。現在のデータだけで十分です。

2 検出力に基づき，必要なデータ数を統計学的に求める
　　① "有意差あり"の判断基準を決める
　　　　例）「2群の平均に○○の差がある」
　　② 研究の検出力を設定する
　　　　有意差を確実に検出することができるのかを客観的に評価する指標として，検出力が用いられます。本来有意差があるのに有意差がないと判断する第2種過誤率をβとすると，検出力は$1-\beta$となります。
　　③ 予備実験のデータに基づき，検出力を満たすデータ数を求める
　　　　2群の平均値の差の検定では，有意水準α，2群の分散（標準偏差），検出したい差，そしてデータ数によって第2種過誤率（そして検出力）を計算することができるため，逆に検出力を80％（$\beta=0.2$）などとするために必要なデータ数を求めることが可能です。このような関係式を用いて，研究に必要なデータ数（標本サイズ）を事前に設定することができます。

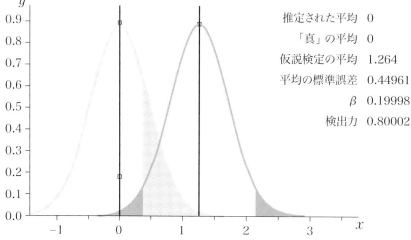

3 シミュレーションで必要なデータ数を求める
　　複雑な解析では統計学的にデータ数を求めることが困難なため，シミュレーションを用いて必要なデータ数を見積もることになります。一部の統計ソフトでは計算できるようですが，容易なものではないので詳細は専門書をご覧ください。
　　JMPで解析できる検出力分析は，1標本平均，2標本平均，k標本平均，1標本標準偏差，1標本割合，2標本割合に加えて各種モデルについての分析も可能ですが，本書では医学分野でよく用いられる前6者について解説します。

6 臨床疫学的指標とカットオフ値の決定

診断用テストでの正常／異常から疾患の有無を予測する状況では，調査結果を基に以下のような 2×2 分割表が作成されます。この情報に基づいて，様々な臨床疫学的指標を計算することができます。

検査値	疾患あり	疾患なし	合計
異常	a	b	$a+b$
正常	c	d	$c+d$
合計	$a+c$	$b+d$	$a+b+c+d$

事前確率と事後確率の関係

事前（検査前）確率　（有病率）＝$(a+c)/(a+b+c+d)$

事後（検査後）確率　陽性的中率＝$a/(a+b)$

　　　　　　　　　　陰性的中率＝$d/(c+d)$

6-1. 疾患の有無から見た評価

- 感度（＝真陽性率 true positive fraction：TPF）＝$a/(a+c)$
  「疾患あり」を対象として，「検査値異常」によって正しく診断される割合を表します。
- 偽陽性率（false positive fraction：FPF）＝$b/(b+d)$
  「疾患なし」を対象として，「検査値異常」によって誤って診断される割合を表します。
- 偽陰性率（false negative fraction：FNF）＝$c/(a+c)$
  「疾患あり」を対象として，「検査値正常」によって誤って診断される割合を表します。
- 特異度（＝真陰性率（true negative fraction：TNF）＝$d/(b+d)$
  「疾患なし」を対象として，「検査値正常」によって正しく診断される割合を表します。
- BER（balanced error rate）＝$(b/(b+d)+c/(a+c))/2$
  偽陽性率と偽陰性率の平均を表します。検査値の正常／異常を判断する最適な閾値設定の方法として，BERが最小となる閾値を用いることがあります。
- 尤度比（likelihood ratio：LR）
  陽性尤度比（＋LR）＝感度／（1－特異度）
  　　　　　　　　　＝$a/(a+c)/(1-d/(b+d))$
  　　　　　　　　　＝$(a/b)/((a+c)/(b+d))$
  　　　　　　　　　＝検査後オッズ／検査前オッズ
  陰性尤度比（－LR）＝（1－感度）／特異度

6-2. 検査値異常の有無から見た評価

- 相対危険率（relative risk：RR）＝$a/(a+b)/c*(c+d)$
  リスク比（risk ratio）とも呼ばれ，ある事象の発生率が正常群の何倍になったのかを示す指標です。正常群を事前に設定することから，ランダム化臨床試験などの介入研究や前向きコホート研究で利用されます。

- オッズ比（odds ratio：OR）= ad/bc

  オッズ比（odds ratio, OR）は（真陽性率÷偽陰性率）÷（偽陽性率÷真陰性率）を表し，対立する2つの要因を比較してどちらが優勢かを評価する指標です．後向き研究である患者対照研究や有病率研究などで利用されます．

- 寄与リスク（attributable risk：AR）

  リスク差（risk difference）とも呼ばれ，正常群と異常群の発症率の差を絶対値で表現する絶対リスク減少率 ARR（absolute risk reduction）= $a/(a+b) - c/(c+d)$ と，正常群の発症率に対する発症率の差で表現する相対リスク減少率 RRR（relative risk reduction）= $1 - a/(a+b)/c*(c+d)$ が含まれます．

- 治療必要数（number needed to treat：NNT）= $1/ARR$

  治療法の効果をリスク減少率として表現する場合，前述した相対危険率，オッズ比，寄与リスクという複数の指標があるため，誤解が生じやすいという問題があります．そこで，1例の効果を観察するために何人の患者を治療しなければならないのかを表す数値として考案されたのが，絶対リスク減少率 ARR の逆数である NNT です．NNT は治療薬の実質的な効果を表現する数値として利用されています．

6-3. ROC 曲線によるカットオフ値の決定

受信者動作特性（reciever operating characteristics：ROC）曲線とは，陰性／陽性の2群を判別する際に感度（真陽性率）と特異度（1－偽陽性率）の関係を曲線で描いたもので，診断用テストなどの比較の際に用いられます．ROC 曲線下の面積（area under the curve：AUC）は判別アルゴリズムの性能の良さに相当し，1に近づくほど判別性能が良いことを表しますから，複数の診断用テストを比較することができます．この場合の AUC は統計学的に Mann-Whitney U 検定と同等であることが知られています．

実際に ROC 曲線を作成してカットオフ値を求めるには，まず判別基準をデータの最小値から最大値まで変化させて，感度と特異度の組み合わせを計算します．次に，計算された感度と特異度の組み合わせを，横軸に1－特異度，縦軸に感度としてプロットします．このように描いた点を線で結ぶと ROC 曲線が求められます．この ROC 曲線上で最も有利と判定された点を求め，その点での感度と特異度となる判別基準が ROC 曲線から求められるカットオフ値となります（以下の例であれば，感度 0.750，特異度 0.750 の点を選択した場合には，カットオフ値は $y = 4.6$ となります）．

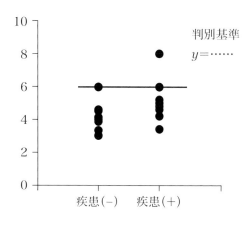

判別基準 $y=……$	感度	1－特異度
y = 8	0.125	0
y = 6.0	0.250	0.125
y = 5.2	0.375	0.125
y = 5.0	0.500	0.125
y = 4.8	0.625	0.125
y = 4.6	0.750	0.250
y = 4.5	0.875	0.375
⋮	⋮	⋮

また，ROC曲線を用いて感度と特異度の面から最も有利なカットオフ値を決めるには，左上隅の点（感度＝ 1.0，特異度＝ 1.0）から最も近い点を選択する方法や，最も予測能・診断能が低い独立変数のROC曲線（すなわちAUC＝ 0.500）となる$y = x$から最も離れたポイント（Youden index）を利用する方法が用いられます。

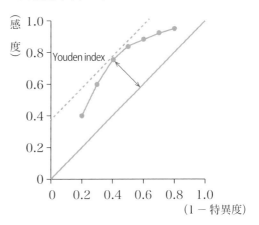

ROC曲線のイメージ

7 交互作用を検討する

　統計手法の多くは，変数の影響が一様で独立していることを前提としています。しかしながら，現実の自然現象では，ある条件群では効果が見られなくても，別の条件群では著効を示すなど，要因による影響が一様ではない（例えば相乗作用・相殺作用がある）こともしばしばです。このような状況では条件群ごとに解析するのが定石ですが，研究実施前にそのような関係を見いだすことは容易ではありません。2つ以上の要因の影響を評価する場合には要因間の交互作用を検討することができますので，その結果をもとに要因の影響をそのまま評価できるかどうかを検討します。

　2つ以上の説明変数の影響を検討する場合，例えば2つの値をとる説明変数A，Bを組み込んだ名義ロジスティック分析回帰分析では，目的変数の発生確率に対する変数Aの優比a，変数Bの優比bが計算されます。変数AとBに交互作用が存在しない場合，目的変数の発生確率は，変数Aによってa倍に，変数Bによってb倍になるため，基準（変数A＝ 0，B＝ 0）に対して条件（A＝ 1, B＝ 1）の場合には発生確率が（a×b）倍になると説明されます。しかしながら，変数AとBに交互作用が存在する場合，このような表現があてはまりません。

　現実の医学研究では，例えば喫煙（有無）と性別(男女)など，説明変数に組み込まれる多くの変数間には交互作用の可能性があり，そのような状況で単純に解析結果を評価すると研究結果に対する判断を誤る危険性があります。多変量解析を実施して変数間の交互作用が疑われる場合には，それらの変数で指定される条件を1変数で表現，たとえば2値の変数A・Bであれば(0,0),(0,1),(1,0),(1,1)の4つの条件を1, 2, 3, 4に変換，してから再度解析を行うなどの対応が必要です。

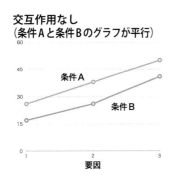
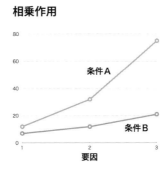
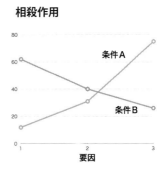

CHAPTER 2

医療分野における統計解析の定石

1. データの特徴を把握する
2. 集計表を用いて出現状況を検討する
3. 複数の変数間に潜む関係を調べる
4. 2群の数値データを比較する
5. 3群以上の数値データを比較する
6. 説明変数を用いて目的変数を予測する
7. 寿命（生存率）に及ぼす影響を検討する
8. 疫学的評価指標を検討する
9. 研究の信頼性を高める

020

医療分野における統計解析の定石

新たに開発された治療法の効果を調べる臨床研究において，これから次のような事項について研究したい。どのようにデータを収集して，どのような解析方法を用いれば良いだろうか。

[表形式のデータ]

列の名称	ID	年齢	性別	全身状態	病期	身長	治療前体重	治療後体重	喫煙程度	治療法	治療薬使用量	観察打ち切り	追跡期間	合併症
属性	名義尺度	連続尺度	名義尺度	順序尺度	順序尺度	連続尺度	連続尺度	連続尺度	順序尺度	名義尺度	連続尺度	名義尺度	連続尺度	名義尺度
補足情報			M/F	1,2,3の3段階	0から3の4段階				0：吸わない 1：以前吸ったことがある 2：現在も喫煙している	治療群 対照群		あり＝問題発生せず なし＝問題発生した		
1														
2														
3														
4														
5														
⋮														

[JMPのデータシート]

	ID	年齢	性別	全身状態	病期	身長	治療前体重	治療後体重	喫煙程度	治療法	併用薬使用量	観察打ち切り	追跡期間	合併症
1	39538	73	F	2	1	141.2	46.7	54.2	吸わない	治療群	0	1	24.7	血圧低下
2	67074	63	F	1	1	166.7	52.3	39.2	以前吸った…	治療群	0.47	0	3.37	肺炎
3	46392	62	M	2	2	171.3	56.7	63.8	以前吸った…	対照群	0	1	40.5	肺炎
4	27799	73	F	1	2	142.1	39.5	39.8	吸わない	対照群	1.16	1	48	なし
5	16925	70	F	2	1	144.1	43.9	50.7	吸わない	対照群	0.23	0	20.8	なし
6	33605	74	M	2	0	168.5	54.1	46.6	現在も喫煙…	対照群	0.55	1	25.7	肺炎
7	60090	68	F	2	2	162.4	53.4	57.6	以前吸った…	対照群	0.37	0	41	なし
8	86162	75	F	2	1	152.4	63.7	60.6	吸わない	対照群	0.55	1	48	なし
9	35194	80	F	2	2	154.8	60	64.8	吸わない	対照群	1.37	0	27.3	なし
10	68201	71	F	1	2	148.1	40.9	46.9	以前吸った…	対照群	2.33	0	17.3	血圧低下
11	89155	80	F	2	1	146.8	39.1	34.4	吸わない	対照群	1.15	0	19	血圧低下
12	7256	80	F	2	1	157.2	42.1	41.0	吸わない	治療群	1.76	0	19.7	血圧低下
13	8305	73	F	1	2	149.8	37.6	36.3	吸わない	対照群	2.2	1	48	なし
14	19450	72	M	2	1	176	65.1	69.5	以前吸った…	対照群	0.95	1	43.3	なし
15	79650	75	M	1	0	178	70	64.8	吸わない	対照群	0.31	1	25.7	血圧低下
16	78075	67	F	2	1	154	52.5	53.6	吸わない	治療群	0.39	0	22.1	なし
17	89869	75	F	2	3	150.5	52.9	53.1	吸わない	対照群	0.41	0	28.8	なし

データ解析のながれ

次のステップにしたがって研究データを解析すると，見落としの少ない緻密な分析を実施できます。

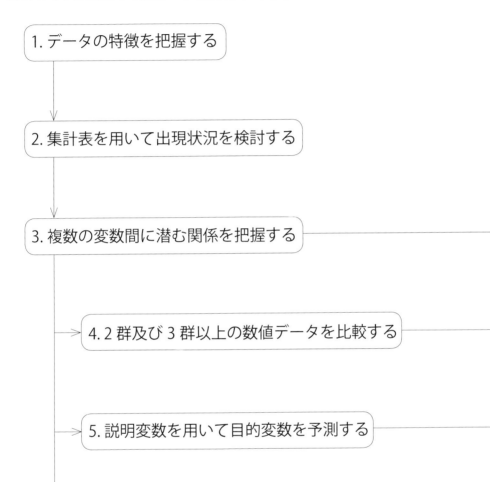

1 データの特徴を把握する

1. 解析のポイント

研究によってデータが得られたら，まず最初にデータの分布を確認しましょう。データの分布を把握することで，その後の統計解析の方向性を探ることができるうえ，入力ミスや研究対象から外れたデータが含まれていないかを確認することもできます。JMPを用いると，一変数を対象とした平均，中央値，分散，最頻値などのデータ分布に関する基本情報を集計するだけでなく，箱ひげ図やヒストグラムを用いて視覚的に確認することができます。

2. 一変数解析の主な評価項目

パーセンタイル

データを大きさの順に並べたとき，ある値より小さいデータの割合を用いてその値を表現するもので，パーセント（%）点とも呼ばれます。たとえば，ある値よりも小さいデータが95パーセントである時，その値は95パーセンタイルと表現されます。パーセンタイルを用いれば，どのようなデータの分布状況でも説明することができます。

中央値

データの分布の中心を表す数値で，50パーセンタイルに相当します。データの分布がどのようなものであっても利用されます。

平均値

データの分布が正規分布に従うとき，平均値と標準偏差を用いてデータの分布を説明することができます。左右対称の分布である正規分布では，データの中心（中央値）は平均値と一致します。また，平均値を比較するだけでデータ分布の偏りを比較することができます。

分散・標準偏差

正規分布に従うデータでは，データのばらつき具合を表す指標として分散・標準偏差が用いられます。正規分布を示すデータでは，（平均−標準偏差）から（平均＋標準偏差）の区間に全データの約68%が，（平均−標準偏差×2）から（平均＋標準偏差×2）の区間に全データの約95%が含まれることが知られています。標準偏差は棒グラフ・折れ線グラフなどでデータのばらつきを表す誤差線の長さなどに利用されるだけでなく，分散・標準偏差を用いた分布に関する比較検討を行うことができます。

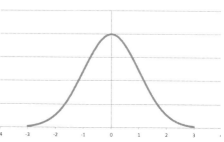

変動係数

データのばらつきの大きさを示す数値で，標準偏差を平均値で割って100倍した値です。測定単位や平均値が大きく異なるデータを比較する際に利用されます。

標準誤差

データの平均値の標準偏差を表す数値で，標準偏差をデータ数の平方根で割った値です。データの平均値の信頼区間を計算する際に用いられ，95％信頼区間は［平均値－標準誤差×1.96，平均値＋標準誤差×1.96］となります。

歪度・尖度

歪度（わいど）とは，分布が左右対称であるかどうかを表現する数値で，0の場合には左右対称であることを意味します。得られたデータから計算された値が－1.5〜1.5であれば，ほぼ左右対称と考えて良いでしょう。

尖度（せんど）とは，正規分布と比較してデータの分布が尖っているか／平坦であるかを表現する数値で，JMPでの計算結果が0の場合には正規分布と同等であることを意味します。得られたデータから計算された値が－1.5〜1.5であれば，ほぼ正規分布と同様と考えて良いでしょう。

ヒストグラム

データ数が少ない場合には，区間幅を区切ってヒストグラムを作成することでデータの分布を把握することができます。まずは分布が単峰性（山が1つ）か多峰性（山が2つ以上）かどうかを確認しましょう。多峰性の場合には異なる背景を持ったデータが混在している可能性があるため，それらをごちゃ混ぜにして解析するのは得策ではありませんから，単峰性となるよう分類するのが良いでしょう。次の段階では分布の中心位置，分布が左右対称かどうかを確認して，正規分布かどうかを確認しましょう。そして最後に，分布からの外れ値の存在を確認すると良いでしょう。

【解析結果を表すグラフのイメージ】

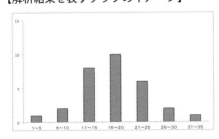

【MEMO】 データ数が少ない場合，ヒストグラムの区間設定によってグラフが大きく異なることがあります。自分のイメージ通りのヒストグラムが作成できるよう，初期値・区間幅を調整することが大切です。

【同じデータでも区間幅の取り方でグラフのイメージが大きく異なる】

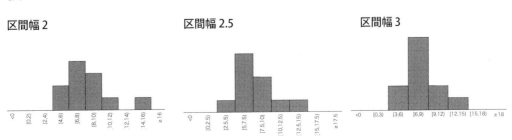

箱ひげ図

　箱ひげ図はデータの分布を図示するために開発されたグラフで，25パーセンタイルと75パーセンタイルを表す長方形にデータの中心（中央値）を表す棒が記入された"箱"に，分布を表す直線（ひげ）を組み合わせたものです。JMPでは，外れ値とひげの表示方法が異なる2種類の箱ひげ図を描くことができます。

1）外れ値の箱ひげ図

　外れ値を探すのに有用な箱ひげ図で，25パーセンタイル／75パーセンタイルからヒンジ（75パーセンタイルと25パーセンタイルの差）×1.5だけ広げた境界（内境界点）の範囲内の最大値／最小値がひげの長さに用いられ，その上下については外れ値として点が表示されます。外れ値については，25パーセンタイル／75パーセンタイルからヒンジ×3だけ広げた境界（外境界点）の範囲内では［○］，範囲外では［＊］として表示することもあります。

（例）

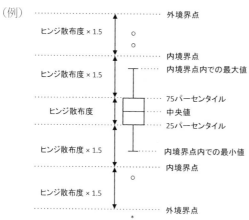

2）分位点の箱ひげ図

　分布のひずみ具合を把握するのに有用な箱ひげ図で，ひげが最小値／最大値を表すと共に，0.5パーセンタイル／2.5パーセンタイル／10パーセンタイル／90パーセンタイル／97.5パーセンタイル／99.5パーセンタイルの分位点がひげ上に表示されます。

（例）

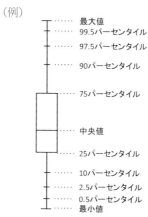

累積確率プロット

このグラフは、横軸にデータの値を、縦軸にデータの累積確率をプロットしたグラフです。横軸の値以下のデータがどれくらいの割合を占めているのがわかります。

【解析結果を表すグラフのイメージ】

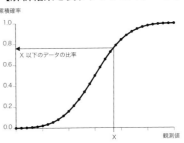

正規分位点プロット

このグラフは正規確率プロットとも呼ばれ、データの観測値と正規スコア（平均0、標準偏差1に変換した値）を縦軸・横軸に割り当ててプロットしたグラフです。正規分布であればプロットされる点は直線上に表示されるので、大多数の解析対象データが95％信頼区間内の直線近傍に分布していれば正規分布していると見なすことができます。直線から大きく外れている場合には、べき変換することで正規分布と見なせるようになることがあります。

【解析結果を表すグラフのイメージ】

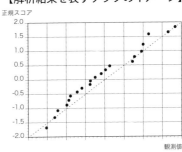

【MEMO】 JMPでは自動的に最適なべき変換を求める「Box-Cox変換」という機能を装備しています。データに上限・下限が存在したり、最大値と最小値の比が大きい場合には、べき変換した値が解析に利用できるか検討します（計算式を用いたべき変換の手順は「データ変換により新規データ列を追加作成する（P.84）」を、Box-Cox変換の利用についてはP.129を参照してください）。

べき変換の式　$y^\lambda = \begin{cases} \dfrac{y^\lambda - 1}{\lambda} & (\lambda \neq 0) \\ \log_e y & (\lambda = 0) \end{cases}$

分布のあてはめ

データの分布をヒストグラムで確認する際に、JMPでは正規分布をはじめ様々な分布関数をあてはめて表示することができます。データの分布がどのような分布関数に近いのか、視覚的に確認することができます。

【解析結果を表すグラフのイメージ】

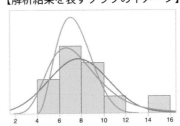

正規分布の適合度検定

データが正規分布に適合しているかどうかを検定します。JMPでは、データ数が2000以下の場合にはShapiro-WilkのW検定を、データ数が2000より大きい場合にはKolmogorov-Smirnov-Lilliefors（KSL）の検定が適用されます。適合度検定で危険率pが小さい場合に、正規分布と見なすことができないと判定されます。

2 集計表を用いて出現状況を検討する

　分類の数が少ないデータの頻度を集計する際には，2つの名義尺度からなる分割表（2元表，クロス集計表とも呼ばれます）が用いられます。主にデータの特徴を把握する探索的解析に利用されますが，さまざまな解析方法を利用して出現頻度の偏りがあるかどうか（データの分布が均一かどうか）を検討することもできます。

1. 解析のポイント

　2×2分割表については，2水準のデータの出現に偏りがあるかどうかをカイ2乗検定・Fihserの直接確率検定で検定するだけでなく，状況に応じてリスク差，リスク比（相対危険度），オッズ比などの疫学的指標（P.15,71）として解析することができます。また，対応のある2群の比率を比較する場合には，McNemar検定を用います。

	G(+)	G(−)
F(+)	a	p
F(−)	b	q

　l×m分割表分析（l,mのどちらかが3以上）では「各群の分類度数が同様に出現している」かどうかの評価になります。

	G1	G2	G3
F1	a	p	x
F2	b	q	y
F3	c	r	z

　アンケート結果も集計表形式で表現されますので，「対応分析」を利用して同様の傾向（変動）を示す項目を抽出・分類することができます。

	A群	B群	C群
正常			
軽度異常			
高度異常			
病的状態			

【MEMO】　どちらかが3水準以上の順序データであれば，データの見方を変えることでノンパラメトリック検定を用いて検討する方が合理的な場合があります。

	A群	B群	C群
正常 (=0)			
軽度異常 (=1)			
高度異常 (=2)			
病的状態 (=3)			

←→

群	観測値
A	0
B	1
A	2
C	1
B	2
・	・
・	・
・	・

2. 分割表分析の評価項目

クロス集計表（分割表）
データを集計し，分割表を作成します。セル内には度数（観察数），全体に占める比率（％），列に占める比率（％），行に占める比率（％）などが表示されます。

カイ2乗（χ^2）検定（危険率）
この検定では「出現率に差がある」かどうかによって，変数間に意味のある関係が存在するかどうかを検討します。求められた危険率pが事前に設定した有意水準（1％ないし5％）よりも小さい場合，出現率に有意差があると判定します。

Fisherの直接確率計算法（正確法）
この検定は，2×2分割表において「出現率に差がある」かどうかを検定します。データ数が小さい場合，カイ2乗検定は検出力が劣るためこの検定を利用します。データ数が大きい場合でもこの方法を利用することができますが，計算に時間がかかります。求められた危険率pが事前に設定した有意水準（1％ないし5％）よりも小さい場合，出現率に有意差があると判定します。

2つの割合の差（リスク差）の検定
2×2分割表を2群の比率を表していると考えれば，2つの割合の差（リスク差）が統計学的に意味があるかどうかを検討することができます。求められた危険率pが事前に設定した有意水準（1％ないし5％）よりも小さい場合，2群の比率に有意差があると判定します。

リスク比
2つの割合の違いを「差」ではなく「比」で評価するのが，リスク比です。リスク比は相対危険度（相対リスク）とも呼ばれ，値が1に近ければ割合に違いがないと判断します。なお，後向き研究では各群に割り当てるデータ数を任意に設定できるため，リスク比を評価することができないことに注意が必要です。

オッズ比
患者対照研究や後向き研究ではリスク比を用いることができないため，オッズ比が利用されます。オッズ比には対称性があるうえ，出現率が低い場合にはオッズ比がリスク比の代わりに用いられます。

対応分析
分割表を散布図のように考えることで，同様の傾向（変動）を示す要因を抽出し，その基準に従って類似した変動を示す項目をグラフ上に表示します。2つの変数の項目がどちらも3つ以上ある場合は，グラフ上の点の偏りをみながら項目の類似性を把握することができます。対応分析は，コレスポンデンス分析，数量化Ⅲ類とも呼ばれています。

連関係数（関連の指標）

連関係数（関連の指標）は，0（関連なし）から1（関連あり）の値を用いて2つの変数間の関連性の強さを評価する数値です。JMPではさまざまな指標が計算できるため，目的に見合ったものを利用しましょう。

[名義尺度同士の関係]

非対称性ラムダ（C|R）：説明変数Xに割り当てられた行(C)カテゴリで，目的変数Yに割り当てられた列(R)カテゴリを予測するときの効果を示す値です。

非対称性ラムダ（R|C）：目的変数Yに割り当てられた列(R)カテゴリで，説明変数Xに割り当てられた行(C)カテゴリを予測するときの効果を示す値です。

対称性ラムダ：2つの非対称性ラムダの中間的な値です。

不確定性係数：変数の値を予測するために別の変数の値を使用するときの予測連関指数を示す値です。

[順序尺度同士の関係]

ガンマ：2つの順序変数の間の対称な連関度を表します。

SomersのD：ガンマを非対称に拡張したものであり，独立変数の同順位でないペアの数を含めて計算します。

Kendallのタウ-b：同順位を考慮に入れた，順序変数のノンパラメトリックな相関度を表します。

Stuartのタウ-c：同順位を無視した，順序変数のノンパラメトリックな相関度を表します。

順位相関係数

順序尺度同士の関係の強さを評価するには，ノンパラメトリック的な相関係数である順位相関係数が利用できます。JMPでは，Spearmanの順位相関係数と，Kendallの順位相関係数が表示され，相関係数と同様に絶対値が0から1の値となります。

なお，JMPで順位相関係数を求めるには，[分割表分析]ではなく[多変量の相関]を利用します。

McNemar検定／Bowkerの検定（一致性の統計量）

データの集計上は通常の分割表分析と全く同じですが，対応のある2群の比率に変化があったかどうかを比較する場合にはこの解析方法を用います。患者対照研究などマッチングを行った場合にも，McNemar検定が用いられます。2×2より大きい分割表の場合には，Bowker検定（McNemar-Bowker対称検定）を用います。事前に設定した有意水準よりも危険率pが小さければ，有意に比率が変化したと判断されます。

Cochran-Mantel-Haenszel検定

この検定方法は，2つの変数から分割表を解析する際に2つの変数以外の要因（変数）を交絡因子として層別解析するものです。ある変数を交絡因子として指定してこの解析を行って事前に設定した有意水準よりも危険率pが小さければ，交絡因子にかかわらず共通オッズ比（ないし共通リスク比）が1ではない（すなわち2つの要因間に関連がある）と判断されます。

3 複数の変数間に潜む関係を調べる

　研究対象である多変数が全て独立している（関連性がない）ということは非常にまれであり，多数の変数にはお互いに結びつきが隠れていることがしばしばです．そこで，データの特徴を確認したら，次は変数間の関連性を確認しましょう．JMPを用いて多変数の関連性を検討するには，2つの変数を取り上げて関連性を検討する相関分析と共に，多変数の変動を効率的に説明できる少数の因子を求める主成分分析，データを効率的にグループ分けすることを目的とした因子分析が利用されます．

A 相関分析

1. 解析のイメージ

　相関分析は，2つの変数の関係を相関係数で評価する方法です．多変数の関連性を相関分析で検討するには，全ての変数から2つの変数を選んだすべての組み合わせに対して相関分析を行うことで，関連性の高い変数を抽出します．多変数を対象とした相関分析では，解析結果が相関係数の表（行列）形式で表示されます．

2変数の相関分析

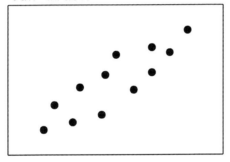

多変数の相関分析

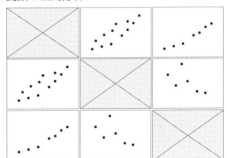

2. 解析のポイント

　3つ以上の変数間の関連性を調べるには，以下の順序で検討します．

1）散布図を描いて2つの変数ごとの関連性を検討し，相関係数の値をもとに強い関連性を持つ変数を抽出します．
2）解析対象データが混合標本（複数の母集団から得られたデータ）かどうかを評価・検討します（条件ごとにデータを分割して解析した方が適切な解析ができることがあります）．
3）相関分析は飛びはずれた値の影響を強く受けるため，明かな外れ値を除外するかどうかを評価・検討します．

　なお，相関分析は2変数の直線的な関連性を評価する方法であるため，直線的でない場合にはノンパラメトリック相関係数（順位相関係数）を用いた評価を利用します．

疑似相関の可能性を検討するには、以下の順序で検討します。
1) 相関分析で2変数間に関連が認められた場合、他の変数の影響が存在している可能性（疑似相関）を検討します。これは、相関係数から関連性が高いと判断される2変数であっても、両者に影響を及ぼす他の要因（変数）が存在していることがあるためです。
（例）ガン発生と白髪との間に相関が見られる場合がありますが、両者に対して年齢が強く影響していることが 理由として考えられます。このように、直接的な相関関係がなくても間接的に相関関係がある状況を擬似相関と呼びます。
2) 臨床的な見地からの意味づけ、偏相関係数の値をもとに、疑似相関かどうかを判断します。

3. 相関分析の主な評価項目

相関係数

2つの連続変数が正規分布している場合、2変数間の関連を表す統計学的指標としてピアソンの積率相関係数（Pearson product-moment correlation coefficient）が用いられます。一般に相関係数といえば、この相関係数を意味します。

指定した2つの変数の値が共に数値の組み合わせについて計算を実施しますので、欠測値が含まれるデータは計算対象から除外されます。

散布図と確率楕円

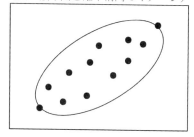
（図：散布図と確率楕円のイメージ）

2つの連続尺度で表される変数の関連を確認するには、各々をX軸・Y軸に配置して散布図を作成し、描かれた点がどのような分布をしているのかを把握します。JMPでは含まれるデータの割合（％）を指定して確率楕円を重ね合わせることができます。相関分析は外れ値により影響がでやすい解析方法であるため、解析に先だって散布図からデータの分布に極端な偏りがないことを確認すると良いでしょう。

なお3変数以上の相関分析では、相関行列・散布図行列（2変数の組み合わせで計算される相関係数・散布図を行列形式で表示）が用いられます。

偏相関係数

相関係数は単純に2変数の関連を検討しているため、多変数を対象とした解析では2変数以外の変数の影響を受けている可能性があります。そこで検討する2変数以外の影響を取り除いたうえで2変数の相関を表す指標として、偏相関係数が用いられます。偏相関係数は共分散（ある変数が一定の値だけ変動した場合に他の変数がどのように変動するのかを表す数値）から計算されます。

ノンパラメトリック相関係数（順位相関係数）

2つの連続変数が順序変数であるなど正規分布に従わないことが明らかな場合には，データを一旦順位に変換してから相関係数を求めて2変数間の関連を評価するノンパラメトリック法を利用します。JMPでは，スピアマン（Spearman）の順位相関係数・ケンドール（Kendall）の順位相関係数，HoeffdingのD統計量の3つを算出できます。

相関の強弱

相関係数・偏相関係数は-1から+1の実数値であらわされ，絶対値が1に近いほど関連性が強いことを表します。相関の強さについては，一般に以下のように表現されます。

相関係数の絶対値	解　釈
0.0～0.2	相関関係はないに等しい（全体変動の5%未満）
0.2～0.4	相関関係は弱い（全体変動の5～15%）
0.4～0.7	相関関係がある（全体変動の15～50%）
0.7～0.9	強い相関関係がある（全体変動の50～80%）
0.9～1.0	極めて強い相関関係がある（全体変動の80%以上）

相関係数の検定（危険率）

相関係数の検定では「相関関係が認められるかどうか」を検定します。求められた危険率pが事前に設定した有意水準（1%ないし5%）よりも小さい場合，有意な相関関係があると判定されます。注意すべき点として，この検定は「相関係数が0かどうか」を検討するものであり，「相関の強さ」を検定するものではありません。データ数が小さい場合には強い相関関係であっても有意と判断されないことがあり，逆にデータ数が大きい場合には弱い相関関係であっても有意と判断されます。このため，この検定の結果をもとに相関の意義について議論するのは避けるべきです。

マハラノビス（Mahalanobis）の距離

外れ値として判断する基準として，マハラノビス距離（単純な距離を標準偏差で割った値）を計算します。この値が極端に大きな点は，外れ値である可能性を検討しましょう。

B 主成分分析

1. 解析のイメージ

主成分分析は，多数の変数を情報損失をできるだけ抑えて合成することで新たな評価軸（主成分）を作成する方法です。新たに合成された互いに独立な評価軸を用いてデータの特性を把握したり，評価軸の構成を検討することで多変数の関連性を把握することができます。

$$\underset{\text{表現される状態}}{\underbrace{\begin{pmatrix}x_1\\x_2\\x_3\\x_4\\x_5\\x_6\\x_7\\x_8\end{pmatrix}}_{\text{多変数によって}}} = k_1 \underset{\text{評価軸1（主成分）}}{\underbrace{\begin{pmatrix}a_1\\a_2\\a_3\\a_4\\a_5\\a_6\\a_7\\a_8\end{pmatrix}}_{\text{合成された}}} + k_2 \begin{pmatrix}b_1\\b_2\\b_3\\b_4\\b_5\\b_6\\b_7\\b_8\end{pmatrix} + k_3 \begin{pmatrix}c_1\\c_2\\c_3\\c_4\\c_5\\c_6\\c_7\\c_8\end{pmatrix} + \cdots$$

この図では，8変数を3つの主成分で説明している。

主成分分析では，求められた主成分のうち最も影響の大きい第1主成分，次に影響の大きい第2主成分を割り当てた散布図（スコアプロット）を作成すると，データの分布（ばらつき）が大きくなるため，データの特徴を把握したり，データを分類することが容易になります。

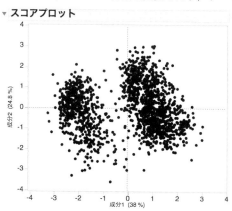

主成分分析では，相関が強い説明変数ほど主成分として情報を集約することができます。多重共線性が問題となる重回帰分析などでは，主成分分析で集約した変数を説明変数に用いると効果的なモデルを作成することができます。

2. 解析のポイント

各変数の単位が異なるなど，ばらつきを解析結果に反映させたくない場合には，標準化された相関係数行列を初期値に用いる解析方法を選択します。一方，各変数のばらつきを解析結果に反映させたい場合など原データに対して主成分分析を行う際は，共分散行列を初期値に用いる解析方法を選択します。

主成分分析は，複数の変数を組み合わせて（合成される）新たな評価軸（主成分）を表します。1つめの主成分（第1主成分）はデータの分散が最大（＝データを区別しやすくなる）となるように計算され，2つめの主成分（第2主成分）は第1主成分と垂直でデータの分散が最大となる（＝第1主成分と関連性がない）ように計算されます。第3成分以降も同様の手順で求められます。

抽出すべき主成分を決める厳格な基準はありませんが，目安として1）寄与率（説明される全体変動に対する割合）の大きなものから順に累積寄与率がある程度（例えば0.8以上など）高くなる，2）相関行列を初期値とする場合には固有値が1以上，などが利用されます。

3. 主成分分析の主な評価項目

固有値（寄与率）

固有値は，主成分の情報量の大きさを表します。また固有値の大きなものから順に，求められた主成分によって説明される全体変動に対する割合（寄与率）が計算されます。データを的確に評価するためには，固有値（寄与率）の大きな主成分を選択することが重要です。

固有ベクトル

固有ベクトルの成分が1に近いものほど影響が強く，0に近いものは影響が小さいと評価できます。固有値（寄与率）の大きい固有ベクトルを用いてグラフ化すると，データのバラツキが大きくなるため分類しやすくなります。固有ベクトルでは変数間の影響（関係）を過度に重要と判断する危険性があるため，定量的に評価する際には因子負荷行列を利用します。

バートレット（Bartlett）の検定

この検定では「分析で求められた主因子が有意かどうか」を検定します。求められた危険率pが事前に設定した有意水準（1％ないし5％）よりも小さい場合，求められた主成分が有意であると判定します。

スコアプロット

求められた主成分を縦軸・横軸に割り当てて，データを散布図に描きます。データの分布を評価し，グループ分けなどを検討することができます。

因子負荷量プロット

解析に組み込まれた変数を主成分によって説明するグラフを描きます。このグラフで近い位置に描かれる変数は，類似した変動を示していると考えられます（詳しくは因子分析の項目を参照のこと）。

因子負荷行列

因子負荷量（固有ベクトルに主成分の強さに相当する固有値の平方根を掛けたもの）を行列形式で表示します。主成分ごとのベクトルの大きさが固有値を表し，各変数ごとに大きさ（因子負荷量の2乗和）が1となっていますから，主成分と変数の関係を定量的に評価することができます。

C 因子分析

1. 解析のイメージ

因子分析では，変数相互の関係を説明する少数の潜在的な因子を求めます。解析結果として多変数の変動を説明する因子が求められ，因子負荷量から関連性の強い変数を把握することができます。

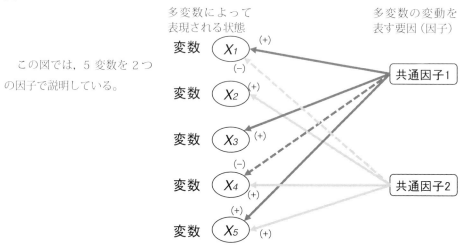

この図では，5変数を2つの因子で説明している。

因子分析では，求められた因子のうち最も影響の大きい第1因子，次に影響の大きい第2因子などを直接表示すると共に，因子を縦軸・横軸に割り当てて各変数をグラフ上にベクトルとして表示することで各変数の変動の類似性を把握することができます。

因子グラフのイメージ

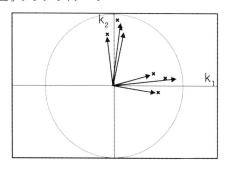

【MEMO】 JMPでは，主成分分析の1つの方法として因子分析が実装されていますが，バージョン12からは[分析]→[消費者調査]→[因子分析]で実行することもできます（解析結果は同一ですが，表示内容が若干異なります）。

因子分析では，多変数の変動を説明する潜在因子を抽出することで，類似の変動を示す変数を把握することができます。多重共線性が問題となる重回帰分析などでは類似の変動を示す変数すべてを説明変数としてモデルに組み込むことができないため，因子分析の結果をもとに類似の変動を示す変数群の中から最も重要な変数を選択してモデルに組み込みます。

2. 解析のポイント

因子分析で分かる内容を整理すると，次の3点になります。

1) 変数を説明する因子を求める

因子の各項目（因子負荷量）は−1から＋1の範囲の数値で，その因子が各変数に与える影響を表しています（正確には，因子負荷量の2乗は因子によって予測される変数の変動率を示します）。

- 因子負荷量が0に近いとき → その変数とは関係の弱い（ない）因子と考えられます。
- 因子負荷量（の絶対値）が1に近いとき → その変数を説明するのに重要な因子と考えられます。

2) 因子の重要度（影響の大きさ）を評価する

因子の重要度は固有値という言葉で表されます。固有値が大きい因子ほど変動率（全変動のなかで，その因子で説明できる割合）が大きくなり，変数を説明するのに重要な因子と考えられます。

3) 因子の意味を考察する

解析結果として得られる因子グラフをみると，変数が因子によって大まかに分類されることに気がつきます。そこで，どのような変数が同じような変動をしているのかを把握するとともに，数学的に求められた因子が実際に何を表しているのかを検討することができます。

関連性の強い変数や多変数の変動を説明できる因子が見つかった場合には，求められた因子が何を表すのか（統計学的にではなく）実際的な意味づけを研究者自身が検討することで，その後の統計解析の意義を高めることができます（このステップは，統計解析の計算処理ではなく，結果の考察ともいえます）。

互いに独立した説明変数によって目的変数を説明するモデルを仮定した多くの統計学的解析方法では，関連性が高い複数の変数を説明変数に組み込んで統計解析を行うと多重共線性という問題が生じることが知られています。因子分析を用いて多変数の関連性を検討することで，このような失敗を回避することができます。

因子抽出法

因子を求める方法として，最尤法，最小2乗法，主因子法などが有名です。因子分析では，求められる因子によって説明される割合（共通性）を推定することが必要なため，以下の方法が考案されています（このうち，JMPでは最尤法と主成分法を利用することができます）。まずは最尤法を選択し，不適解となった場合には，因子数を減らしたり，他の因子抽出法を考慮するのが良いでしょう。

最尤法

モデルのあてはまり（尤度）が最大となるよう，モデルを推定する方法です。サンプル数が大きければ最も推定精度が高いこと，データが標準化されていなくても同じ解が得られるというメリットがあるため，最初に試すべき方法とされています。

一方で，サンプル数が小さい場合や変数間に相関が高い項目が存在する場合などで不適解がしばしば得られることが問題です。このような場合には，別の因子抽出法を利用します。

最小2乗法

　　データとモデルの解離を残差の二乗和として定義し，それを最小にするモデルを推定する方法です。重回帰分析などでよく利用されますが，因子分析でもこの方法で因子を抽出することができます。この方法はデータの正規性などを仮定しない，最尤法に比べて不適解となることが少ないというメリットがありますが，共通性が低い項目の影響を強く受けること，サンプル数が大きくデータが正規分布に近い場合は最尤法に劣ることが知られています。

主因子法

　　この方法では，共通性の初期値を対角に代入した相関行列を固有値分解することで共通性を推定します。また，推定された共通性を再度代入して収束するまで繰り返して計算する方法は，反復主因子法と呼ばれます。

　　主因子法では最小2乗法と同様の結果が得られますが，反復計算で結果が収束しなかったり収束までに計算処理に時間がかかることが欠点です。データがごく少数の因子でも説明できると考えられる状況で用いられることがあります。

主成分法

　　数学的には標準化された（相関行列を用いた）主成分分析と同様に，共通性を推定せず，変数を合成する場合に最も分散が大きくなるよう相関行列を利用して因子を求める方法です。確実に因子を求めることができますが，共通性が過大評価されることが問題となります。

> **【MEMO】 共通性の初期値**
> SMC（squared multiple correlation：その項目とそれ以外の項目の重相関係数の二乗）は共通性の下限推定値となるため，多くの場合で共通性の初期値（事前共通性）としてSMCが利用されます。

因子の回転法

　　解析対象の各変数と中程度の相関関係にある場合には，因子ベクトルの成分（因子負荷量）が小さいためそのままでは因子の特徴をつかみにくいことがしばしばです。そこで因子の特徴を把握しやすくするために，特定の一部の変数に対して強い関連（大きな因子負荷量）と弱い関連を持ち，また他の一部の変数に対しては弱い関連を持つように，さらに因子ごとに異なった変数に強い関連（大きな因子負荷量）と弱い関連を持つようになるように因子を変換する操作を行います。このような操作は数学的に因子を線形変換して回転することになるため，「因子の回転」とも呼ばれます。

　　回転という操作は大きく2種類（直交回転と斜交回転）に分けられます。因子間に相関関係がない（お互いに影響を受けない）ことを前提とした直交回転では因子の特徴を評価しやすいのですが，因子間に何らかの関係があっても構わないとする斜交回転の方が当てはまりが良くなることが多いという特徴があります。

> **【MEMO】** JMPでは，直交回転としてバリマックス（Varimax）法が，斜交回転としてクオーチミン（Quartimin）法が推奨されています。この他にも様々な回転方法がありますが，詳細については専門書を参照してください。
>
> ✓ Varimax
> Biquartimax
> Equamax
> Factorparsimax
> Orthomax
> Parsimax
> Quartimax
> Biquartimin
> Covarimin
> Obbiquartimax
> Obequamax
> Obfactorparsimax
> Oblimin
> Obparsimax
> Obquartimax
> Obvarimax
> Quartimin
> Promax
> UnRotated

因子分析では，非回転因子，直交回転・斜交回転後の回転因子という3つの解析結果が得られます。一見すると解析結果が煩雑に見えますが，3つの解析結果から因子の評価がしやすいものを選べばよいでしょう。

分類・順序データを解析に組み込む工夫

相関／共分散分析は数値情報（連続データ）を解析する方法ですが，分類・順序データを解析に組み込みたい場合には「ダミー変数」という概念を利用します。この場合，あらかじめ研究者自身がダミー変数を作成する必要があります（p.55を参照）。

求める因子数の決定

抽出する因子数を指定して解析を行いますが，以下のような様々な基準で有意と考えられる因子のみを選択します。

<u>因子の固有値の平方根が1以上</u>：平均よりも影響の強い因子を抽出する方法
<u>スクリー基準</u>：固有値スクリープロットを描き，影響の大きなものから順に因子の数を増やしてもあてはまりがそれほど良くならなくなったら抽出をやめる方法
<u>75％分散法</u>：分散の75％を説明するために必要な因子を影響の大きなものから順に抽出する方法（基準となる数値は必要に応じて変更してください）

3. 因子分析の主な評価項目

固有値（寄与率）

固有値は，因子の情報量の大きさを表します。また固有値の大きなものから順に，求められた因子によって説明される全体変動に対する割合（寄与率）が計算されます。データを的確に評価するためには，固有値（寄与率）の大きな因子を選択することが重要です。

スクリープロット

初期解の固有値を大きなものから順に並べた折れ線グラフが表示されます。スクリー基準で因子数を決めるのに役立ちます。

最終的な共通性の推定値

指定した抽出法により求められた共通性の推定値が表示されます。共通性の小さい（独自性の高い）変数が含まれている場合には，その変数を除外して因子分析を行うなど，モデルを再考すると良いでしょう。

各因子によって説明される分散

指定した抽出法により得られた各因子で説明される分散と寄与率，累積寄与率が表示されます。

回転前の因子負荷量（非回転因子）

　計算により因子として導き出された変数の組み合わせ（ベクトル）について，回転操作を行っていない生のデータ（非回転因子）が表示されます。各項目は因子によってどれだけ影響を受けるかを表しており，因子負荷量と呼ばれます。因子間に相関はなく直交しているため，因子負荷量の二乗は因子によって予測される変数の変動率を示します。

回転後の因子負荷量（回転因子）

　指定した回転を行った因子（回転因子）が表示されます。各項目は因子によってどれだけ影響を受けるかを表しており，因子負荷量と呼ばれます。

　因子負荷量の絶対値が大きい変数は，その因子でよく説明されることを示しています。また，因子負荷量が負の場合には，負の相関（反対の動き）を示します。例えば，以下のような因子負荷量であった場合には，変数1と変数2は同じ向き，変数4は逆向きの変化を示し，変数3は因子の影響がほとんど無視できる，と考えることができます。

$$\begin{pmatrix} 変数1の因子負荷量 \\ 変数2の因子負荷量 \\ 変数3の因子負荷量 \\ 変数4の因子負荷量 \\ 変数5の因子負荷量 \end{pmatrix} = \begin{pmatrix} 0.73436 \\ 0.87009 \\ 0.02351 \\ -0.81265 \\ 0.33294 \end{pmatrix}$$

有意性検定（あてはまり具合の検定）

　因子の抽出方法として最尤法を指定した場合には，有意性検定として「少なくとも1つの共通因子がある」「もっと多くの因子が必要である」かどうかを検定します。求められた危険率 p が事前に設定した有意水準（1％ないし5％）よりも小さい場合，「少なくとも1つ以上の共通因子が存在する」「もっと多くの因子が必要である」と判定します。

因子負荷量プロット

　解析に組み込まれた変数を因子によって説明するグラフを描きます。このグラフで近い位置に描かれる変数は，類似した変動を示していると考えられます。例えば，ある要因Aの直交因子負荷が因子1で0.8，因子2で0.2であったとすると，直交因子グラフ上の点◎になります（図）。このようにして作成される非回転因子グラフ，

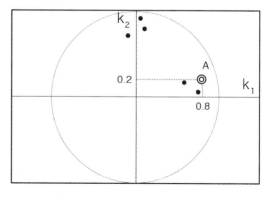

直交因子グラフ，斜交因子グラフを見ると，要因を表す変数の特徴を把握することができます。

- グラフ上で近い位置にプロットされている要因は，同じような変動パターンを示します。
- 軸上に点が集まっている場合には，直交因子であってもよく適合します。
- 軸以外の場所に固まって要因を表す変数がプロットされる場合には，斜交因子がよく適合します。

4 2群の数値データを比較する

　数値データで表される2つの群が同等であるかどうかを比較するには，1）2群のデータが対応がある／独立しているのか，2）データが正規分布していると仮定するかどうか，で解析方法が異なります。

2群のデータが対応している場合

A 対応のあるt検定
　データが正規分布していることを前提に「データの差が0を中心に分布しているかどうか」を比較するには，対応のあるt検定（paired t-test）を用います。

B ウィルコクソンの符号付順位検定
　データが正規分布しているかどうかを仮定せずに「データの差が0を中心に分布しているかどうか」を比較するには，Wilcoxon符号付順位検定（Wilcoxon signed-rank test）を用います。

C 符号検定
　データが正規分布しているかどうかを仮定せずに「変化の向き（符号）に偏りがあるかどうか」を比較するには，符号検定を用います。

2群のデータが独立している場合

D 対応のないt検定
　データが正規分布していることを前提に「分布の中心（平均値）」を比較するには，対応のないt検定（unpaired t-test）を用いて2群の平均値を比較します。

E マン・ホイットニ（Mann-Whitney）検定
　データが正規分布しているかどうかを仮定せずに「分布の中心（中央値）」を比較するには，マン・ホイットニ検定（Mann-Whitney's U test）を用いて2群の中央値を比較します。

F メディアン検定
　メディアン順位スコア（中央値より順位が上か下かによって1または0とする）を用いて符号検定を行うことで，2群および3群以上の複数群に差があるかどうかを比較します。

G Van der Waerdenの検定
　データの順位から正規スコアを計算し，2群および3群以上の複数群のスコアの平均に差があるかどうかを検定します。

H 同等性の検定
　2群に差があると判断する基準を設定して，2群が同等かどうかを検定します。

I 等分散性の検定
　データが正規分布していることを前提として「ばらつき具合」を比較するには，等分散性の検定を用いて2群および3群以上の複数群の分散を比較します。

J コルモゴロフ・スミルノフ（Kolmogrov Smirnov）検定
　2つの母集団の確率分布が異なるものであるかどうかを検定します。

A 対応のあるt検定

1. 解析のポイント

データが正規分布していることを前提に「データの差が0を中心に分布しているかどうか」を比較するには，対応のあるt検定（paired t-test）を用います。この方法では，対応のあるデータの差が0であるかどうかを検定します。

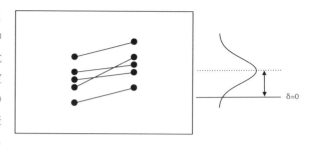

JMPでは，【対応のあるペア】において実装されています。

> 【MEMO】 t検定の頑強性：t検定はデータが正規分布から外れても比較的正確な検定結果が得られるため，データ分布が確認できない状況でもしばしば用いられます。

2. 評価項目

差の平均値

対応のあるペア（2群）が等しいかどうかを検討する1つの方法は，対応のあるペアの差が0であることを示すことです。対応のあるt検定では，まず対応のあるデータの差を求め，次に分散を用いて平均値が0かどうかを検定します。

なお，対応のあるt検定では，2群の差が0だけでなく指定した値かどうかを検定することもできます。

差の分散・標準偏差

対応のあるデータの差について，分散・標準偏差が表示されます。

危険率

この検定では「差の平均値が指定した値（＝0であれば変化していない）」かどうかを検定します。求められた危険率pが事前に設定した有意水準（1％ないし5％）よりも小さい場合，2群間に有意差があると判定します。

B ウィルコクソン（Wilcoxon）の符号付順位検定

1. 解析のポイント

データが正規分布しているかどうかを仮定せずに「データの差が0を中心に分布しているかどうか」を比較するには，Wilcoxonの符号付順位検定（Wilcoxon signed-rank test）を用います。この方法では，2群のデータを並べ替えて順位に変換し，その順位を用いて解析を行います。離散値や分類など正規分布に従わないデータの場合に用いられる方法です。

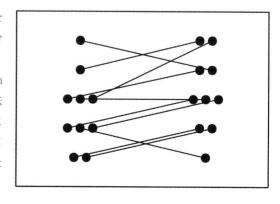

JMPでは,【対応のあるペア】の追加解析として実装されています。

2. 評価項目

危険率

この検定では「データの差が0を中心に分布しているかどうか」かどうかを検定します。求められた危険率pが事前に設定した有意水準（1％ないし5％）よりも小さい場合，2群間に有意差があると判定します。

C 符号検定

1. 解析のポイント

データが正規分布しているかどうかを仮定せずに「変化の向き（符号）に偏りがあるかどうか」を比較するには，符号検定を用います。この方法は，変化量を0と符号（＋と－）に置き換え，変化量の絶対値を無視して＋と－のどちらに偏っているのかを比較する方法です。

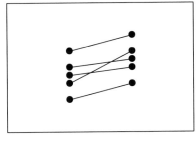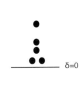

JMPでは,【対応のあるペア】の追加解析として実装されています。

2. 評価項目

危険率

この検定では「変化の向き（符号）に偏りがある」かどうかを検定します。求められた危険率pが事前に設定した有意水準（1％ないし5％）よりも小さい場合，2群間に有意差があると判定します。

D 対応のないt検定

1. 解析のポイント

データが正規分布していることを前提に「分布の中心（平均値）」を比較するには，対応のないt検定（unpaired t-test）を用いて2群の平均値を比較します。

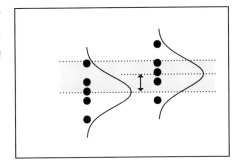

JMPでは,【二変量の関係】において実装されています。

> 【MEMO】 t検定の頑強性：t検定はデータが正規分布から外れても比較的正確な検定結果が得られるため，データ分布が確認できない状況でもしばしば用いられます。

2. 評価項目

2群の平均値
各群の平均値が表示されます。

2群の分散・標準偏差
各群の分散・標準偏差が表示されます。

2群の分散が異なるかどうかを，等分散性の検定を用いて評価します。

2群の分散が同等と見なせる場合にはスチューデントのt検定を，明らかに異なる場合にはウェルチのt検定を選択します。

危険率

スチューデントのt検定（Student's t-test）
両群の分散が等しいことを前提として，「2群の平均値が等しい」かどうかを検定します。t検定は頑強性が強い（robust）ため，2群の分散が明らかに異なっていなければ通常はこの方法を用います。

ウェルチのt検定（Welch's t-test）
2群の分散に明白な違いが存在する場合に，分散を補正して「2群の平均値が等しい」かどうかを検定します。

求められた危険率pが事前に設定した有意水準（1％ないし5％）よりも小さい場合，2群間の平均値に有意差があると判定します。

E マン・ホイットニ（Mann-Whitney）検定

1. 解析のポイント

データが正規分布しているかどうかを仮定せずに「分布の中心位置（平均順位）」を比較するには，マン・ホイットニ検定（Mann-Whitney's U test）を用いて2群の中央値を比較します。この方法では，2群のデータを並べ替えて順位（Wilcoxonの順位スコア）に変換し，その順位を用いて解析を行います。離散値や分類など正規分布に従わないデータであっても利用できる方法です。

なお，この検定はウィルコクソンの2標本の検定に相当するため，ウィルコクソン・マン・ホイットニ検定（Wilcoxon-Mann-Whitney test）またはウィルコクソン順位和検定（Wilcoxon rank sum test）とも呼ばれます。

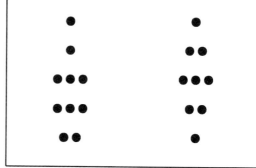

JMPでは，【二変量の関係】の追加解析として実装されています。

2. 評価項目

危険率
この検定では「2群の平均順位（中心位置）が等しい」かどうかを検定します。求められた危険率pが事前に設定した有意水準（1％ないし5％）よりも小さい場合，2群間に有意差があると判定します。

F メディアン検定

1. 解析のポイント

この検定方法は，メディアン順位スコア（中央値より順位が上か下かによって1または0とする）を用いてクロス集計表を作成し，カイ2乗検定により比率の差を検定します。検出力は強くないため，

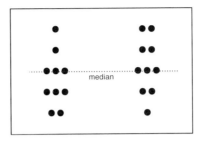

限定的に使用されます（2群だけでなく3群以上の複数群で利用できる解析方法です）。

JMPでは，【二変量の関係】の追加解析として実装されています。

2. 評価項目
危険率

この検定方法は，「メディアンより上に位置するデータ数が等しい」かどうかを検定します。求められた危険率pが事前に設定した有意水準（1％ないし5％）よりも小さい場合，2群間に有意差があると判定します。

G Van der Waerden の検定

1. 解析のポイント

この検定方法は，データの順位を用いてVan der Waerden変換を用いた正規スコアを計算し，そのスコアの平均を複数群間で比較検定します（2群だけでなく3群以上の複数群で利用できる解析方法です）。

JMPでは，【二変量の関係】の追加解析として実装されています。

2. 評価項目
危険率

この検定では「複数群間の正規スコアの平均に差がある」かどうかを検定します。求められた危険率pが事前に設定した有意水準（1％ないし5％）よりも小さい場合，複数群間に有意差があると判定します。

H 同等性の検定

1. 解析のポイント

この検定方法は，2群の平均に実質的な差があるかどうかを，平均値の差が閾値よりも小さければ差がないと評価する検定です。差の区間の両方向から2つの片側t検定を行い，両方の検定で平均間の差が閾値と有意に異なると判断されれば2群は実質的に等しいと判断するtwo one-sided tests（TOST；2つの片側検定）が利用されています。

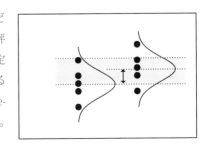

JMPでは,【二変量の関係】の追加解析として実装されています。

2. 評価項目

危険率

この検定では「2群間に実質的な差が存在する」かどうかを検定します。求められた危険率pが事前に設定した有意水準（1％ないし5％）よりも小さい場合，2群が同等であると判定します。

I 等分散性の検定

1. 解析のポイント

データが正規分布していることを前提として「ばらつき具合」を比較するには，等分散性の検定を用いて複数群の分散を比較します。JMPでは各群の分散が等しいかどうかを検定する方法（等分散性の検定）が4つ用意されています（2群だけでなく3群以上の複数群で利用できる解析方法です）。

- O'Brienの検定
- Brown-Forsytheの検定
- Bartlett検定
- Levene検定
- 両側F値検定（2群の分散を比較する場合には，基本的なF検定も利用できます。）

JMPでは,【二変量の関係】の追加解析として実装されています。

2. 評価項目

分散値

各群の分散が計算されます。

危険率

この検定では「2群の分散が等しい」かどうかを検定します。求められた危険率pが事前に設定した有意水準（1％ないし5％）よりも小さい場合，2群間の分散に有意差があると判定します。

J コルモゴロフ・スミルノフ（Kolmogorov Smirnov）検定

1. 解析のポイント

2つのデータの確率分布が同じかどうかを，分布の種類を問わず適合度として検定します。
JMPでは,【二変量の関係】の追加解析として実装されています。

2. 評価項目

危険率

この検定では「2群の分布が同等である」かどうかを検定します。求められた危険率pが事前に設定した有意水準（1％ないし5％）よりも小さい場合，2群間の分散に有意差があると判定します。

5 3群以上の数値データを比較する

　数値データで表される3つ以上の群が同等であるかどうかを比較するには，1）3群以上のデータがすべて同等である，2）取り出した2群のデータに差がある，3）3群以上で分散がすべて同等である，などを様々なアプローチがあります。各々のアプローチについてデータが正規分布していると仮定するかどうかで解析方法が異なります。

3群以上のデータがすべて同等であるかどうか

A 要因配置－分散分析
　要因（名義尺度／順序尺度）によって分割される複数群で，数値データが同等かどうかを検討します。

B 反復測定－分散分析
　同一の個体において反復して測定したデータの時間的影響など個体内変動によって分割される複数群で，数値データが同等かどうかを検討します。

C 共分散分析
　共変量（連続尺度）の影響を検討したい場合に用いられます。要因（名義尺度／順序尺度）によって分割される複数群の影響についても，同時に評価することもできます。

D クラスカル・ワーリス（Kruskal-Wallis）検定
　1つの要因（名義尺度／順序尺度）によって分割される3群以上の複数群で，データの分布を仮定せずに数値データが同等かどうかを検討します。

E メディアン検定
　メディアン順位スコア（中央値より順位が上か下かによって1または0とする）を用いて符号検定を行うことで，2群および3群以上の複数群に差があるかどうかを比較します。

F Van der Waerden の検定
　データの順位から正規スコアを計算し，2群および3群以上の複数群のスコアの平均に差があるかどうかを検定します。

3群以上で分散がすべて同等であるかどうか

G 等分散性の検定
　データが正規分布していることを前提として「ばらつき具合」を比較するには，等分散性の検定を用いて2群および3群以上の複数群の分散を比較します。

取り出した2群のデータに差があるかどうか

H 多重比較検定（パラメトリック法・ノンパラメトリック法）
　3群以上の複数群から2群を取り出して，危険率を補正したうえで2群の比較を行います。

A 要因配置−分散分析

1. 解析のポイント

要因配置−分散分析とは，群間要因によって生じる群間変動が誤差変動（全体変動から群間変動を引いたもの）に比べて大きいかどうかを判断する解析方法です．この解析方法では，群間のばらつきが大きいかどうかを検討することができます．要因配置分散分析では，①各要因の影響を検討する，②要因の交互作用について検討する，という2つの情報が得られます．

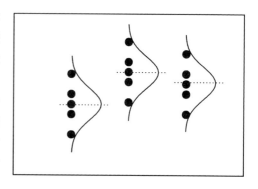

JMPでは，[モデルのあてはめ]として実装されています．なお1要因の場合には【二変量の関係】からも解析できます．

分散分析では，要因によって群間に差があるかどうかという情報が得られるものの，どの群とどの群に差があるかどうかまでは検討することができません．そこで群間に差があると判定された場合には，2群ずつの比較を行う多重比較検定を用いて追加解析を行います．しかしながら，分散分析で群間に差があると判定されない場合でも多群の中から取り上げた2群間の差を適切に検出する多重比較法が存在しますので，分散分析と多重比較は分けて考えるのがよいでしょう．

関連性が高い複数の変数を説明変数に組み込んで分散分析を行うと，解析が不可能になったり解析結果の信頼性が低下することが知られています．このような状況を「多重共線性がある」と表現します．因子分析を用いて説明変数に組み込む候補の多変数について関連性を検討することで，このような問題を回避することができます．

複数の要因を対象とした分散分析では，各要因の影響（主効果）だけでなく，複数の要因が組み合わさった場合の影響（交互作用）を検討することができます．

- 交互作用は，目的変数に対する要因の影響が他の要因の影響を受けるかどうかを表します．要因Aと要因Bの間に交互作用が認められない場合には，要因Aと要因Bが別々に目的変数に影響を与えていると考えることができ，多重比較検定を利用することができます．しかしながら交互作用があると判定された場合には，それらの要因の影響を単純に表現することができず，単純に多重比較検定を適応できません．

- 交互作用が強くない（有意でない）場合には，交互作用の項を誤差変動に組み込むことで交互作用を無視して解析を行います．このような解析操作を「誤差のプーリング」と呼びます．JMPでは，[モデルのあてはめ]の[モデル効果の構成]で交互作用の次数（組み合わせる要因の数）を指定したり，交差を指定することで検討する交互作用を指定することができます．

- 数値で表される要因について解析を行いたい場合には，数値を区切って群に割り当てた上で分散分析を用いるか，数値変数を共変数として組み込む共分散分析（P.49）を用います．

2. 評価項目

平均と標準偏差

分類で表される要因ごとに群分けしたうえで、各群のデータ数、平均値、標準偏差、平均の標準誤差、平均の信頼区間（下側 95 %、上側 95 %）などが表示されます。

分散分析表

分散分析の結果が表示され、要因について影響が有意であるかどうかがわかります。

要因：指定した主効果と交互作用の行が表示されます。「残差」と表示される行は、全体変動から各要因による変動を引いた誤差変動を表します。

自由度：要因の場合には（水準数 − 1）、交互作用の場合には各自由度の積が表示されます。残差には（データ数から残差以外の自由度を引いたもの− 1）が表示されます。

平方和：各要因の平方和が表示されます。

平均平方：各要因の平均平方和（平方和／自由度）が表示されます。

F 値：分散分析では、各要因の自由度と全体の自由度による F 検定を利用して危険率（p 値）を求めますが、その際に使用される F 値です。

危険率：求められた危険率 p が事前に設定した有意水準（1 %ないし 5 %）よりも小さい場合、要因および交互作用の影響が有意であると判定します。

平均と標準偏差

各群のデータ数、平均値、標準偏差及び信頼区間が表示されます。

パラメータ推定値・標準回帰係数（β）・分散拡大要因（VIF）

要因に指定した変数ごとに、係数と標準誤差が表示されます。求められた危険率 p が事前に設定した有意水準（1 %ないし 5 %）よりも小さい場合、係数が 0 でない（＝意味がある）と判断されます。

標準偏回帰係数（β） は、目的変数への影響度を評価するために有効な統計量で、絶対値が大きい変数ほど目的変数への影響度が大きいと判断します。

複数の説明変数から目的変数を予測するモデルでは、**分散拡大要因（Variance Inflation Factor：VIF）** を用いて多重共線性が生じているかどうかを検討します。VIFが大きい（5ないし10以上）要因では、多重共線性を疑う必要があります。

VIF=1	1 < VIF < 5	5〜10 < VIF
相関なし	穏やかに相関	強く相関

AICc・BIC

修正済み赤池情報量規準（AICc：corrected Akaike's information criterion）とベイズ情報量規準（BIC：Bayesian information criterion）が表示されます。複数のあてはめモデルを検討する場合、AIC または BIC が最小のモデルを良いモデルとして選択します。

てこ比プロット

要因に割り当てられた説明変数が目的変数に及ぼす影響を、グラフで表現します。

交互作用プロファイル

2つの要因による交互作用を、目的変数の平均値を比較するグラフとして表示します。折れ線グラフの形が異なることで、交互作用が存在することが判ります。

B 反復測定-分散分析

1. 解析のポイント

分散分析では目的変数に対する要因の影響を検討しますが、要因には個体間変動と個体内変動の2種類が存在します。個体内変動を検討する場合に、反復測定分散分析が用いられます。

JMPで反復測定分析を行うには、[モデルのあてはめ]で[MANOVA]（複数の応答変数(Y)に対する多変量モデル）を利用します。

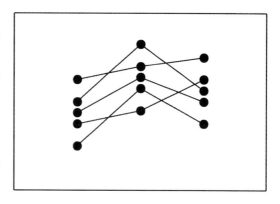

2. 評価項目

パラメータ推定値

切片の行には、基準となる条件の平均値が表示されます。要因が表示された行には、基準となる条件と指定された要因との差が表示されます。

個体間変動

個体間変動として指定された要因の影響を検討した結果が表示されます。求められた危険率pが事前に設定した有意水準（1％ないし5％）よりも小さい場合、有意な影響があると判断されます。

個体内変動

多変量検定法

JMPでは、Wilksのラムダ（λ）、Pillaiのトレース、Hotelling-Lawley、Royの最大根の4つの統計量が表示されます。データの状態によってそれぞれの検定は検定力や頑健性が異なるため、比較的小さなサンプルサイズでも頑健とされるPillaiのトレースを利用すると良いでしょう。

球面性の検定

求められた危険率pが事前に設定した有意水準（1％ないし5％）よりも小さい場合、多変量検定または調整済み一変量検定を使用します。

求められた危険率pが事前に設定した有意水準（1％ないし5％）よりも大きい場合、未調整の一変量検定を使用することができます。

個体内変動として指定された要因の影響を検討した結果（多変量検定および一変量検定）において求められた危険率pが事前に設定した有意水準（1％ないし5％）よりも小さい場合、有意な影響があると判断されます。

C 共分散分析

1. 解析のポイント

共分散分析とは，分散分析のように複数の要因を表す説明変数が1つの目的変数に与える影響を解析するモデルに似ていながら，分類を表す要因だけでなく連続データで表される要因の影響について解析する手法です。共分散分析では，分類データで表される説明変数は要因として，連続データで表される説明変数（共変量）は回帰変数として処理されます。

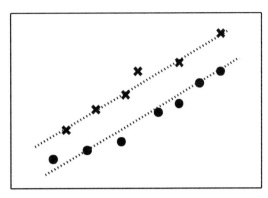

つまり，共分散分析では分散分析と回帰分析が同時に行われると考えればよいでしょう。

共分散分析では，共変量と目的変数が直線的な関係の場合に良くあてはまります。しかしながら，U字状など直線的ではない関係の場合には，連続データの共変量を群分けして要因に割り当てて分散分析を行う方が良い場合もあります。

JMPでは，共分散分析は分散分析と同じ位置づけであり，[モデルのあてはめ]として実装されています。分散分析の説明変数に連続データで表される共変量を指定するだけで，自動的に共分散分析が実行されます。

2. 評価項目

平均と標準偏差

要因（分類型）を表す説明変数により分割される群について，平均値・標準偏差などが表示されます（連続データを表す説明変数（共変量）については，計算されません）。

分散分析表

要因：指定した主効果と交互作用の行が表示されます。「残差」と表示される行は，全体変動から各要因による変動を引いた誤差変動を表します。

自由度：要因の場合には（水準数 − 1），共変量の場合には1，交互作用の場合には各自由度の積が表示されます。残差には（データ数から残差以外の自由度を引いたもの − 1）が表示されます。

平方和：各要因の平方和が表示されます。

平均平方：各要因の平均平方和（平方和／自由度）が表示されます。

F値：分散分析では，各要因の自由度と全体の自由度によるF検定を利用して危険率（p値）を求めますが，その際に使用されるF値です。

危険率：求められた危険率pが事前に設定した有意水準（1％ないし5％）よりも小さい場合，要因および交互作用の影響が有意であると判定します。

パラメータ推定値

分散分析では，要因によって分割された群ごとに平均値や標準偏差などの統計量を評価することができましたが，共変量を含めた解析では回帰式として共変量の影響を評価することになります。このような解析結果は，パラメータ推定値としてまとめられます。この表では，次式のように目的変数を説明変数に割り当てた変数（要因・共変量とも）による回帰式として表すのに必要な係数と切片が表示されます。

(目的変数) = (切片) + {(係数1) × (共変量1) + (係数2) × (共変量2) + …}
　　　　　 + {(分類1の係数) × (1：分類1に該当，0：分類1に該当しない) + …}

てこ比プロット

要因に割り当てられた説明変数が目的変数に及ぼす影響を，グラフで表現します。

D クラスカル・ワーリス（Kruskal-Wallis）検定

1. 解析のポイント

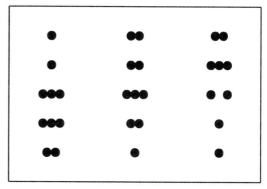

3群以上の数値データが正規分布に従わない状況では，Wilcoxon の順位スコア（データの順位）を用いたクラスカル・ワーリス（Kruskal-Wallis）検定を用います。この方法はノンパラメトリック法であり，離散値など正規分布とは見なせない数値データを順位に変換して，全ての群が同等かどうかを群間変動と群内変動，誤差変動を用いて検定します。

JMP では，3群以上を対象とするクラスカル・ワーリス（Kruskal-Wallis）検定が2群を対象とする Mann-Whitney U 検定と共に Wilcoxon 検定として分類されています。このため，【二変量の関係】の追加解析として実装されています。

2. 評価項目

危険率

求められた危険率 p が事前に設定した有意水準（1％ないし5％）よりも小さい場合，多群間に有意差があると判定します。

E メディアン検定

2群を比較する場合と同様に，3群以上の複数群でも同様の手順で検定を実施することができます（P.43を参照してください）。

F Van der Waerden の検定

2群を比較する場合と同様に、3群以上の複数群でも同様の手順で検定を実施することができます（P.43を参照してください）。

G 等分散性の検定

2群を比較する場合と同様に、3群以上の複数群でも同様の手順で検定を実施することができます（P.44を参照してください）。

H 多重比較検定（パラメトリック法・ノンパラメトリック法）

1. 解析のポイント

ある要因（説明変数）によって分割される多群において測定値（目的変数）に差があるかどうかは、分散分析で調べることができます。しかし、分散分析では「多群間に差がある」ことを知ることができても「どの群とどの群の間に差があるか」を検討することができません。このような比較を行う方法が多重比較検定です。なお、2群間の比較結果のみが必要な場合には、事前に分散分析を行う必要はないとされています。

比較数増加に伴う検出力の低下

多重比較検定は（一部例外がありますが）、比較の数が増加することにより「本来は差がないのに差があると判定してしまう危険率（第1種過誤率）」を調整する方法です。そのため、群の数が多くなればなるほど（比較の数が増加するため）検出力が低下します。

例：1回の検査で判断を誤る確率を p として N 回の比較検定した場合、少なくとも1回は判断を誤る確率 P が次式で表されます。p = 0.05、N = 10 のときでは P = 0.401 と非常に大きな確率になってしまうため、多重比較検定法でこの問題に対応します。

$$P = 1 - (1-p)^N$$

反復測定モデル

多重比較検定は相関のない複数群の比較を行うために開発された手法であり、何らかの相関関係が存在しうる反復測定により得られた測定値には適さないとされています。このため、反復測定による要因で群分けされた複数群の比較に対して多重比較検定を用いることは推奨されません。

交互作用の影響

多重比較検定は相関のない複数群を比較するための方法ですが、このような方法は（厳密に考えると）本来1つの要因を持つ解析モデルに対して用いるべきです。多重比較の概念は一般的な状況でも使用できるように改良されていますが、それでも解析モデル内に含まれている様々な影響までも排除することはできません。検討すべき要因に交互作用がある状況で平均値を比較する場合には、多重比較により検出される差が要因によるものなのか、交互作用など他の要因によるものなのかを区別することができないため、多重比較検定自体が妥当であるかどうかが問題となります。

このような理由から、①多重比較検定は1要因を対象とした解析に用いる、②交互作用の認められる場合には、交互作用の組み合わせを水準とする要因を新たに定義し、その要因による一元配置分散分析デザインを用いて解析する、ことが望ましいでしょう。しかし②の場合には、交互作用についての検定ができない、群の数が増えるために検出力が低下するという制約があることも理解する必要があります。

2. 多重比較検定法の選択

JMPでは、次の4つのパラメトリック的多重比較検定が【二変量の関係】の追加解析として実装されています（［モデルのあてはめ］では、HsuのMCB検定を行うことができません）。

Tukey の HSD 検定（honestly significant difference test）

Tukey-Kramer検定とも呼ばれ、すべてのペアを同時に検定するための多重比較検定として良く用いられる方法です。母集団分布は正規分布、全ての群の分散が等しいことが前提です。

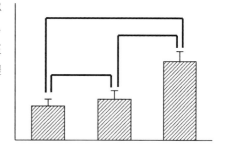

Student の t 検定

（多重比較の調整を行わずに）単純にStudentのt検定を用いて、ペアごとの差を検定する場合に用います。Bonferroniの補正などにより、検定の有意水準を解析者自身が補正して検定結果を判断します。母集団分布は正規分布、全ての群の分散が等しいことが前提です。

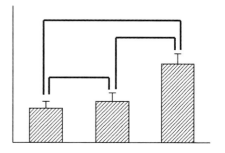

Hsu の MCB 検定

すべての群の中から最適水準（平均が最小または最大）と平均値に差があるかどうかを検定する場合に用います。Tukey 法よりも強力であることが特徴です。

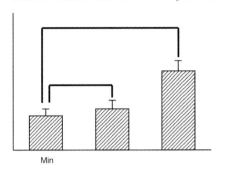
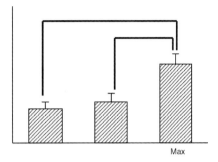

Dunnett の検定

1つの対照群と2つ以上の処理群について，対照群と処理群の平均値だけを比較検定する方法です。比較の数が少ないため，検出力が優れます。

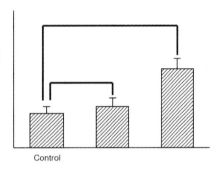

JMP では，次の5つのノンパラメトリック的多重比較検定が【二変量の関係】の追加解析として実装されています。

Wilcoxon 検定

比較対象のペアにおける順位スコアを用いて，各ペアに対して（多重比較の調整を行わずに）単純に Wilcoxon 検定を行います。Bonferroni の補正などにより，検定の有意水準を解析者自身が補正して検定結果を判断します。［各ペア，Student の t 検定］のノンパラメトリック版に相当します。

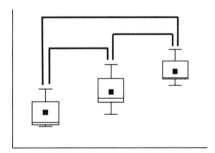

Steel-Dwass 検定

比較対象のペアにおける順位スコアを用いて，すべてのペアを同時に検定する方法です。Tukey の HSD 検定のノンパラメトリック版に相当します。

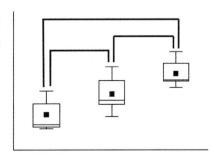

Steel 検定

1つの対照群と2つ以上の処理群について，比較対象のペアにおける順位スコアを用いて対照群と処理群の比較だけを同時に検定する方法です。コントロール群との比較を行う Dunnett の検定のノンパラメトリック版に相当します。

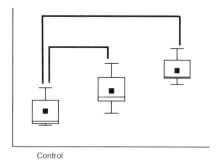

すべてのペアに対する併合順位の Dunn 検定

Steel-Dwass 検定と同様に，すべてのペアを同時に検定する方法です。比較対象のペアにおける順位でなく，すべてのデータを通じた順位が計算に使われます。

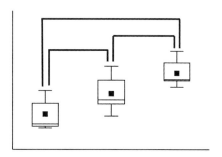

コントロール群との比較を行う併合順位の Dunn 検定

Steel 検定と同様に，1つの対照群と2つ以上の処理群について対照群と処理群の比較だけを同時に検定する方法です。比較対象のペアにおける順位でなく，すべてのデータを通じた順位が計算に使われます。

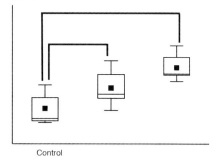

3. 評価項目

危険率

求められた危険率 p が事前に設定した有意水準（1％ないし5％）よりも小さい場合，指定した2群間に有意差があると判定します。

6 説明変数を用いて目的変数を予測する

　直線関係だけではなく高次式や複雑な関数を用いて目的変数（連続変数，順序変数，分類変数）を説明する回帰式を求めるためには，目的変数・説明変数の属性によって重回帰分析・ロジスティック回帰分析・判別分析など，利用する解析方法が決まります。複数の説明変数を用いて目的変数を予測するモデルでは，説明変数が互いに独立している（相関していない）ことが必要です。説明変数に関連（相関）が強い場合には多重共線性のため，適切な解析結果が得られません。このため，因子分析などを用いて説明変数のなかに関連の強い変数が存在するかどうか調べるとよいでしょう。

モデルに組み込む説明変数を選択するには

① 変数選択（ステップワイズ）— 重回帰分析法を用いる

　目的変数に大きな影響を与える変数を統計学的に求め，回帰関数に組み込む方法です。説明変数の数を 0，1，2 … と増やしていく変数増加（Forward）法と，全部の説明変数を組み込んだ状態から 1 つずつ減らしていく変数減少（Backward）法の 2 つがあります。

　ステップワイズ重回帰分析では，変数増加法により得られた重回帰式と変数減少法により得られた重回帰式が異なる場合があります。このような状況では，説明変数間の関連を研究者自身が評価し，重回帰分析に組み込む変数を適切に選択する必要があります。

② 説明変数間の偏相関係数を計算したり因子分析を行い関連の強い変数を求め，その中から実際的な意味のある変数 1 つだけを解析モデルに使用する

　変数選択—重回帰分析は統計学的に説明変数を選択する方法ですが，実際的な意味を評価して変数を選択する訳ではありません。偏相関行列を参考にすれば，他の変数の影響を取り除いた 2 変数間の相関関係を知ることができます。偏相関係数が 1 に近い場合には同じ要因に基づいて変化していると考えられますから，どちらか一方のみを解析に使用します。

ダミー変数の利用

　名義尺度・順序尺度で表現される分類データを説明変数に組み込むことができない解析方法の場合には，ダミー変数を利用します。この方法では，1）まず基準となる群を決め，2）「（それぞれの）分類に該当する（＝ 1）／しない（＝ 0）」と置き換えて（分類の数－1）個の変数を作成します（基準群の変数は作成しません）。作成したダミー変数を連続尺度として解析モデルに組み込んで解析を実行すると，基準群に対する相対的な影響が係数として求められます。

　（例）分類尺度の変数 X の値が a,b,c の 3 つである場合，変数 X の代わりに c を基準としたダミー変数（2 つ）を解析モデルに組み込む。

$$\text{ダミー変数 } x_a = \begin{cases} 1 & (X = a \text{ の場合}) \\ 0 & (X \neq a \text{ の場合}) \end{cases}, \quad x_b = \begin{cases} 1 & (X = b \text{ の場合}) \\ 0 & (X \neq b \text{ の場合}) \end{cases}$$

A 重回帰分析

1. 解析のポイント

重回帰分析は，複数の説明変数（連続尺度）と目的変数（連続尺度）に一次式をあてはめる解析方法です。この解析には，目的変数を正確に予測する，説明変数を用いて目的変数を説明する，そして目的変数の変動を決める要因を解析する，という3つの意義があります。

$$y = b_0 + b_1 \times x_1 + b_2 \times x_2 + \cdots$$

重回帰分析では，説明変数・目的変数は共に数値データでなければなりません。説明変数に分類データ（名義尺度・順序尺度）はそのままの形で重回帰分析に用いることはできませんが，「ダミー変数」という概念を利用してデータの表現形式を工夫することにより重回帰分析の説明変数として利用することができます。なお，2分類の分類データ（例えば，事象の発生あり／なし）を目的変数に割り当てたい場合には，重回帰分析よりもロジスティック回帰分析を利用するのがよいでしょう。

2. 評価項目

あてはめの要約

重回帰分析のあてはまり具合（適合度）が，寄与率（R2乗）として表示されます。寄与率は決定係数とも呼ばれ，目的変数の全変動のうち求められた回帰式で説明できる変動の割合を意味します。また，説明変数を増やせば増やすほど寄与率が高くなるため，次式を用いて説明変数の数（＝自由度m）で調整した寄与率（自由度調整済みR2乗）が大きいほど良いモデルであると判断します。

$$R^{*2} = 1 - \frac{(n-1)}{(n-m-1)} \times (1 - R^2)$$

n：サンプルサイズ（データ数），m：説明変数の数

分散分析表

重回帰分析により求められた回帰式が有意かどうか（＝寄与率が0であるかどうか）を分散分析により検討します。求められた危険率pが事前に設定した有意水準（1％ないし5％）よりも小さい場合，重回帰分析が有意であると判定します。

あてはまりの悪さ（LOF）

モデルの適合度に対する検定結果が表示されます。求められた危険率pが事前に設定した有意水準（1％ないし5％）よりも小さい場合，あてはまり具合が悪いと判定します。

パラメータ推定値・標準回帰係数（β）・分散拡大要因（VIF）

重回帰分析で求められた回帰式の切片および各説明変数の回帰係数が表形式で表示されます。変数選択法を用いた場合には，回帰式に採用された変数と不採用の変数は各々別の表として表示されます。各回帰係数の危険率p値が有意水準より小さい場合，統計学的に有意と判断します。

標準偏回帰係数（β）は，目的変数への影響度を評価するために有効な統計量で，絶対値が大きい変数ほど目的変数への影響度が大きいと判断します。

分散拡大要因（variance inflation factor：VIF）は，予測変数の間に線形の関係がない場合と比較して推定回帰係数の分散が拡大する程度を表します。VIFが大きい（5ないし10以上）場合には，組み込んだ説明変数間に多重共線性が存在していると想定して解析をすすめる必要があります。

```
   VIF=1      1 < VIF < 5     5～10 < VIF
  ─────────────────────────────────────────▶
  相関なし    穏やかに相関      強く相関
```

AICc, BIC

最適なモデルの選択を行うための評価指標として，修正済み赤池情報量規準（AICc：corrected Akaike's information criterion）とベイズ情報量規準（BIC：Bayesian information criterion）が良く用いられます。どちらも類似した数値となりますが，数値が小さいものほど良いモデルと判断します。

予測式

求められた回帰関数が数式で表示されます。

回帰直線の信頼区間

与えられたデータから推定される母集団の回帰直線が存在する範囲を示します。

回帰の予測区間（個々の値の信頼区間）

回帰直線のまわりの残差を考慮して，個々の値が存在すると推定される範囲を示します。

予測値と残差のプロット

回帰分析を行う場合，回帰係数の推定値やモデルの適合度だけでなく，残差の正規性（正規分布している）と等分散（説明変数や目的変数にかかわらずばらつきが一定）を，残差プロットで確認します。

【MEMO】 解釈モデルの選択

A. 重回帰分析
　連続尺度の目的変数を，複数の説明変数の一次関数を用いて推定するモデルです。説明変数は，数値で表現される連続尺度だけでなく，ダミー変数を利用して順序尺度・名義尺度の変数を組み込むことができます。

B. 名義ロジスティック回帰分析
　2水準の目的変数（名義尺度）を，複数の説明変数により推定するモデルです。説明変数は，数値で表現される連続尺度と共に，順序尺度・名義尺度の変数を組み込むことができます。

C. 順序ロジスティック回帰分析
　3水準以上の目的変数（順序尺度）を，複数の説明変数により推定するモデルです。説明変数は，数値で表現される連続尺度と共に，順序尺度・名義尺度の変数を組み込むことができます。

D. 判別分析
　名義尺度・順序尺度の目的変数を，複数の説明変数の一次関数を用いて推定するモデルです。説明変数は，数値で表現される連続尺度だけでなく，ダミー変数を利用して順序尺度・名義尺度の変数を組み込むことができます。

B 名義ロジスティック回帰分析

1. 解析のポイント

名義ロジスティック回帰分析は，2水準の名義尺度で事象が生じる確率（目的変数）と連続尺度・名義尺度（順序尺度）の説明変数をロジスティック関数であてはめる解析方法です。

複数の要因（変数）で規定される条件において合併症が発生するかどうかを予測する場合には，目的変数があり・なしという2値をとる分類・順序変数と考えて解析を行う方法以外に，事象が発生する確率を検討するこ

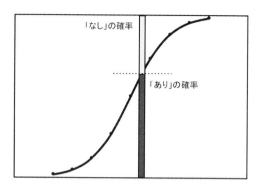

とができます。確率は0から1の間の値に制限されていますが，重回帰分析で用いられる一次関数では状況によっては発生率が0から1の範囲を逸脱することがあります。ロジスティック関数は0〜1の値をとりますから，説明変数が極端な値の時も確率が1を越えたり0を下回ったりする不具合は生じません。また目的変数の分布に大きな偏りがあっても適応できることから，目的変数が2値である状況ではロジスティック回帰分析が理論的に最も望ましい方法とされています。なお，ロジスティック関数をあてはめる場合，各係数は最小2乗法ではなく最尤法を用いて計算されます。

ロジスティック回帰分析のもう1つの長所は，各説明変数の影響，すなわち単位あたりの変化がもたらす確率の変化を「優比（オッズ比）」という形で評価できることです。事象の発生率Pのオッズは式1で表されますので，式2は対数オッズと呼ばれます。ロジスティック関数（式3）を当てはめた場合，説明変数の係数は説明変数が1単位変化したときの対数オッズを表しますから，オッズ比は式4のようになります。

式1
$$オッズ = \frac{P}{1-P}$$

式2
$$対数オッズ = \log \frac{P}{1-P}$$

式3
$$ロジスティック関数 \quad \log \frac{P}{1-P} = b_0 + b_1 \times x_1 + b_2 \times x_2 + \cdots$$

式4
$$オッズ比 = e^{b_i}$$

多重ロジスティック回帰分析では変数の数が多くなったり変数間に極めて強い相関関係があると，モデルに基づく解析ができないことがあります。そのような場合には，重回帰分析と同様ステップワイズ法や対話型変数選択を用いて変数を絞り込んだうえで解析を行う必要があります。

ロジスティック回帰分析は，無作為抽出標本に対しても，患者対照研究（ケース・コントロール研究）に対しても用いることができます。ただし，患者対照研究では疾患の発生率が実際の値と異なりますから，疾患の発生率に依存する切片については評価できないことに注意する必要があります。

2. 評価項目

モデル全体の検定

ロジスティック回帰分析のあてはまり具合（適合度）が，寄与率（R2乗）として表示されます。寄与率は決定係数とも呼ばれ，目的変数の全変動のうち求められた回帰式で説明できる変動の割合を意味します。

最適なモデルの選択を行うための評価指標として，修正済み赤池情報量規準（AICc：corrected Akaike's information criterion）とベイズ情報量規準（BIC：Bayesian information criterion）が表示されます。この値が小さいほど，あてはまりが良いと判断します。

あてはまりの悪さ（LOF）

モデルの適合度に対する検定結果が表示されます。求められた危険率 p が事前に設定した有意水準（1％ないし5％）よりも小さい場合，あてはまりが悪いと判定します。

パラメータ推定値と信頼区間

ロジスティック回帰分析で求められた回帰式の切片および各説明変数の回帰係数が表形式で表示されます。変数選択法を用いた場合には，回帰式に採用された変数と不採用の変数は各々別の表として表示されます。各回帰係数の危険率 p 値が有意水準より小さい場合，統計学的に有意と判断します（回帰係数の信頼区間に0が含まれていない場合，回帰係数が有意となります）。

> **【MEMO】** 回帰係数が不安定な場合
> ロジスティック回帰分析の結果，回帰係数に「不安定」と表示されることがあります。目的変数の2群が完全に分離できる場合にはロジスティック回帰分析の係数が不安定となりますので，このような場合にはグラフを描いて状況を確認しましょう。

各効果の評価（効果の尤度比検定，Wald 検定）

説明変数の影響が有意かどうかを検定します。求められた危険率 p 値が設定した有意水準（5％ないし1％）よりも小さい場合に，この説明変数の影響が有意と判断します。

オッズ比

説明変数の尺度に応じて，単位オッズ比・範囲オッズ比または水準間ごとのオッズ比が表示されます。JMPでは，名義尺度の説明変数をロジスティック回帰分析に組み込む場合，平均が0となるように割り当てられます。このため，2値の変数ではオッズ比は回帰係数（パラメータ推定値）を2倍した値の指数となります。計算間違いを防ぐためにも，追加解析でオッズ比を直接表示させましょう。

受信者動作特性（ROC）

受信者動作特性（ROC：receiver operating characteristic）曲線は，縦軸を真の陽性率（敏感度），横軸を偽陽性率（1－特異度）として解析対象データをプロットしたグラフです。この曲線が左上方に位置するほど，得られた回帰曲線に優れた判別能力があると判断します。また，このグラフから最適なカットオフポイントを見いだすことができます。

混同行列

ロジスティック回帰分析により予測した目的変数の値が実際の目的変数の値と一致していたかどうかを，表形式で表示します。この表の数値を元に，感度，特異度，正診率などを計算することができます。

C 順序ロジスティック回帰分析

1. 解析のポイント

順序ロジスティック回帰分析は，順序尺度の目的変数において各水準が生じる確率（目的変数）と連続尺度・名義尺度（順序尺度）の説明変数をロジスティック関数であてはめる解析方法です。

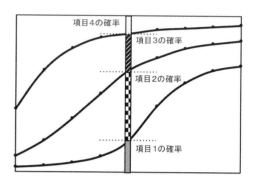

複数の要因（変数）で規定される条件，例えば全身状態を順序のある4項目で予測する場合には，目的変数が1から4の連続変数と考えて解析を行う方法以外に，項目1から項目4までのいずれかに該当する確率として検討することができます。項目1から項目4までの確率は合計して1に制限されていますが，重回帰分析で用いられる一次関数では状況によっては発生率の合計が1を逸脱することがあります。ロジスティック関数は0～1の値をとりますから，説明変数が極端な値の時も確率が1を越えたり0を下回ったりする不具合は生じません。そこで，目的変数の境界を（項目数－1）本のロジスティック関数で表現することで，説明変数で規定される状況で目的変数の値となる確率を求めることができます。なお，ロジスティック関数をあてはめる場合，各係数は最小2乗法ではなく最尤法を用いて計算されます。

2. 評価項目

モデル全体の評価

ロジスティック回帰分析のあてはまり具合（適合度）が，寄与率（R2乗）として表示されます。寄与率は決定係数とも呼ばれ，目的変数の全変動のうち求められた回帰式で説明できる変動の割合を意味します。

最適なモデルの選択を行うための評価指標として，修正済み赤池情報量規準（AICc：corrected Akaike's information criterion）とベイズ情報量規準（BIC：Bayesian information criterion）が表示されます。この値が小さいほど，あてはまりが良いと判断します。

あてはまりの悪さ（LOF）

モデルの適合度に対する検定結果が表示されます。求められた危険率pが事前に設定した有意水準（1％ないし5％）よりも小さい場合，あてはまりが悪いと判定します。

パラメータ推定値と信頼区間

　　ロジスティック回帰分析で求められた（項目数−1）本の回帰式の切片および各説明変数の回帰係数が表形式で表示されます。変数選択法を用いた場合には，回帰式に採用された変数と不採用の変数は各々別の表として表示されます。各回帰係数の危険率p値が有意水準より小さい場合，統計学的に有意と判断します（回帰係数の信頼区間に0が含まれていない場合，回帰係数が有意となります）。

各効果の評価（効果の尤度比検定，Wald検定）

　　説明変数の影響が有意かどうかを検定します。求められた危険率p値が設定した有意水準（5％ないし1％）よりも小さい場合に，この説明変数の影響が有意と判断します。

受信者動作特性（ROC）

　　ロジスティック回帰分析で求められた（項目数−1）本の回帰式について，受信者動作特性（ROC：receiver operating characteristic）曲線を表示します。この曲線が左上方に位置するほど，得られた回帰曲線に優れた判別能力があると判断します。また，このグラフから最適なカットオフポイントを見いだすことができます。

混同行列

　　ロジスティック回帰分析により予測した目的変数の値が実際の目的変数の値と一致していたかどうかを，表形式で表示します。この表の数値を元に，感度，特異度，正診率などを計算することができます。

D 判別分析

1. 解析のポイント

　　判別分析は，順序尺度・名義尺度の目的変数を連続尺度・名義尺度（順序尺度）の説明変数を用いて判別する評価関数をあてはめる解析方法です。2群の判別には標準化変量Dを評価する1つの数式（判別関数）で可能ですが，3群以上の場合には（群数−1）個の数式（正準判別関数）を用いてマハラノビス距離を比較します。

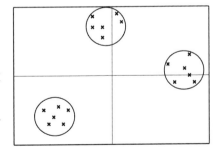

$$\begin{cases} Y_1 = a_0 + a_1 \cdot X_1 + a_2 \cdot X_2 + a_3 \cdot X_3 + \cdots \\ Y_2 = b_0 + b_1 \cdot X_1 + b_2 \cdot X_2 + b_3 \cdot X_3 + \cdots \end{cases}$$

2. 評価項目

正準プロット

　　求められた正準判別関数の値を用いて，各データを散布図形式で表示します。判別分析が効果的な場合にはデータ（点）が目的変数ごとに集約されますので，分類状況を把握することができます。

判別スコア

各データについて，実際の値（実測値）と判別スコアから予測される値（予測値）を，計算される確率と共に表形式で表示します。

スコアの要約

判別分析により予測した目的変数の値が実際の目的変数の値と一致していたかどうかを，表形式で表示します。この表の数値を元に，感度，特異度，正診率などを計算することができます。

正準の詳細

   正準相関係数

求められたそれぞれの正準判別関数のあてはまりを表します。全ての正準相関係数が大きい（0.7以上など）場合には全ての判別関数が有効に機能していると考えますが，正準相関係数の値が小さいものが存在する状況では（判別が不十分なので）群を統合してモデルを再設定するのが良いでしょう。

   スコア係数

求められたそれぞれの正準判別関数の係数（正準判別係数）を表します。この値を用いると，データごとに正準判別関数の値を計算することができます。

   標準化スコア係数

説明変数のデータを基準化して正準判別分析を行ったときの正準判別係数です。この値の絶対値が大きい（0.5以上など）項目に着目して評価します。

求められた危険率 p が事前に設定した有意水準（1 ％ないし 5 ％）よりも小さい場合，あてはまりが悪いと判定します。

受信者動作特性（ROC）

判別分析で求められた（項目数－1）本の正準判別関数について，受信者動作特性（ROC：receiver operating characteristic）曲線を表示します。この曲線が左上方に位置するほど，得られた判別関数に優れた判別能力があると判断します。また，このグラフから最適なカットオフポイントを見いだすことができます。

7 寿命（生存率）に及ぼす影響を検討する

時間とともに事象が発生する確率を求める生存時間分析について，JMP では以下の 4 つの解析方法が利用できます。

A ノンパラメトリック生存時間分析
与えられたデータを元に忠実に生存率（累積生存率）を計算する場合に用いられます。

B Cox の比例ハザードモデルによる生存時間分析
データから推定されるベースライン生存関数に，共変量の影響を掛け合わせて累積生存率曲線をあてはめる場合に用いられます。

C 回帰モデルによる生存時間分析
想定した関数をベースライン生存関数として，共変量の影響を掛け合わせて累積生存率曲線をあてはめる場合に用いられます。

D 再生モデルによる生存時間分析
ひとつの個体に複数回（繰り返して）生じるイベントを解析する場合に用いられます。

生存時間分析の基礎知識

1. 分析モデル

JMP で解析できる生存時間分析には，以下の 2 つのモデルがあります。目的変数 Y の指定方法が異なることに注意してください。

A. イベント発生モデル

イベントが発生するまでの時間または観察が打ち切られるまでの時間が正確に計測される場合には，カプラン・マイヤー（Kaplan-Meier）法（積 - 極限法）による生存率の推定値を計算します。複数のグループがある場合には，ログランク検定と一般化 Wilcoxon 検定を用いて複数の生存曲線を比較することができます。このモデルでは，目的変数 Y は 1 つの連続変数（数値データ）で表されます。

（データテーブル：イベント発生モデル）

治療法 (名義尺度)	個体 ID (名義尺度)	追跡期間 (連続尺度)	観察打ち切り (順序尺度)
治療群	個体 1	t1	0
治療群	個体 2	t2	1
対照群	個体 3	t3	0
治療群	個体 4	t4	1
対照群	個体 5	t5	0
治療群	個体 6	t6	0
対照群	個体 7	t7	0

（解析イメージ：イベント発生モデル）

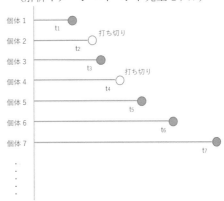

B. 区間打ち切りモデル

　イベントの発生が特定の時間範囲の間に起こったということしかわからない状況では，生存関数のノンパラメトリックな推定値を計算するために Turnbull 法が使われます。このモデルでは，目的変数 Y は観察期間の上限値と下限値を表す 2 つの連続変数（数値データ）で指定されます。

（データテーブル：区間打ち切りモデル）

治療法 (名義尺度)	個体 ID (名義尺度)	追跡下限 (連続尺度)	追跡上限 (連続尺度)	観察打ち切り (順序尺度)
治療群	個体 1	t1	t2	0
治療群	個体 2	t2	t3	1
対照群	個体 3	t2	t3	0
治療群	個体 4	t3	t1	1
対照群	個体 5	t4	t5	0
治療群	個体 6	t6	t7	0
対照群	個体 7	t8	t9	0

（解析イメージ：区間打ち切りモデル）

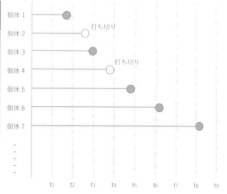

2.「打ち切り」と「非打ち切り」

　「打ち切り」と「非打ち切り」という言葉は生存時間分析に特有のものですが，直感的に把握しづらい言葉です。「死亡例」と「生存例／観察中止例」という言葉に結びつけるために，「死亡を看取るまで観察を打ち切らない（非打ち切り）」，「生存しているので観察を打ち切った（打ち切り）」「観察を打ち切ったので生死はわからない（打ち切り）」と考えるよいでしょう。

　なお，JMP では打ち切りの値を「1」とすることが多いですが，必要に応じて変更することができます。

A　ノンパラメトリック生存時間分析

1. 解析のポイント

　与えられたデータを元に忠実に各時刻の生存率（累積生存率）を計算するノンパラメトリック生存時間分析には，データ数が比較的少ない場合に利用されるカプラン・マイヤー（Kaplan-Meier）法と，観察期間を分割して各期間での生存率を計算したうえで累積生存率を求める生命保険数理法（生命表法）があります。この分析では，累積生存率と標準誤差により各時刻における生存率を比較すると共に，複数群について観察期間全体を通した生存率（平均生存率）に差があるかどうかを検討することができます。

カプラン・マイヤー法は，データを観察期間の順に並べ替え，事象が発生するたびに累積生存率を逐次計算する方法です。データが多くなるほど計算が膨大になるのが欠点です。累積生存率が段階的に減少するため，累積生存率曲線は階段状のグラフで表示されます。

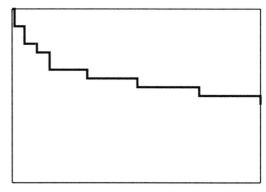

[参考] 生命保険数理法（生命表法）

　　生命保険数理法は，観察期間をいくつかに区切って各期間での生存率を計算し，累積生存率を順に求める方法です。この方法は計算が簡便でありながら，データ数が十分大きい場合にはカプラン・マイヤー法で求められた生存率とほぼ同じになります。このため，手計算による解析が主流であった時代にはデータ数の大きい研究で生命保険数理法が用いられていました。現在ではコンピュータによる計算処理が迅速に行えますから，データ数が大きい場合であってもカプラン・マイヤー法を用いることができます（JMPでは生命保険数理法が明示されていませんが，区間打ち切りモデルを用いることで同等の解析を行うことができます）。

2. 評価項目

生存時間分析プロット

　　横軸に観察期間を，縦軸に累積生存率を割り当てて生存曲線を描きます。グループ変数を指定した場合には，グループごとに生存曲線が描かれます。

要約

　　生存期間の解析結果として，グループごとの故障数（発生数），打ち切り数，平均値（平均生存期間）が表示されます。

分位点

　　生存期間の解析結果として，観察対象の 95 ％，75 ％，50 ％，25 ％が生存する期間が表示されます。なお，観察対象の 50 ％の生存期間は中央値と表現されます。

グループ間での検定

　　生存時間分析では，生存率の比較を 2 つの観点から行うことができます．

全体を通した生存率（平均生存率）を比較する方法

　　すべてのグループの生存関数が同等かどうかを，ログランク（logrank）検定または一般化ウィルコクソン（generalized Wilcoxon）検定を用いて検定します。どちらも死亡が発生するごとに分割表を用いて死亡例・生存例を 2 群間で比較して全期間の生存率を比較する方法ですが，ログランク検定ではすべての時点を同等に扱うのに対して，一

般化 Wilcoxon 検定では時間経過と共に減少する症例数で重みをつけて（すなわち初期ほど重視して）評価する点が異なります。

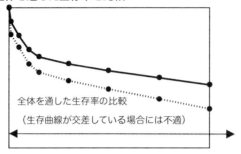

【MEMO】 Mantel-Cox 検定とログランク検定では用いる統計量が違いますが，全く同じ検定結果が得られます。

ある時点での累積生存率を比較する方法

比較したい時点での2つの累積生存率（Pa, Pb），累積生存率標準誤差（S.E.a, S.E.b）を用いて比較検定を行います。次式から求められる z 値を平均 0，標準偏差 1 の正規分布に当てはめ，危険率 p 値が有意水準より小さいときに有意差があると判断します。

$$Z = \frac{|P_a - P_b|}{\sqrt{(S.E._a)^2 + (S.E._b)^2}}$$

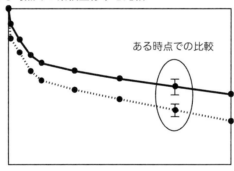

この方法を簡単に行うには，群分けされた累積生存率曲線に信頼区間を追加表示します。2つの累積生存率曲線の信頼区間が重なっていない区間（時間帯）では，累積生存率に差があると判断します。

指数・ワイブル（Weibull）・対数正規プロット

指数関数，ワイブル関数，対数正規関数のあてはまりを評価するグラフを作成します。このグラフにおいて，解析対象の生存曲線が直線状に表示される場合，それぞれの関数があてはまると判断されます。

B Coxの比例ハザードモデルによる生存時間分析

1. 解析のポイント

Coxの比例ハザードモデルによる生存時間分析は，各時点で単位時間あたりに死亡する確率（これをハザードと呼びます）が要因間で比較した場合どの時点でも一定であると仮定した手法で，生存時間に分布を仮定せずノンパラメトリック的に求められるベースライン生存関数に対して共変量の影響をパラメトリック的に掛け合わせて生存率を推定する「セミパラメトリックな回帰モデル」と表現されています。

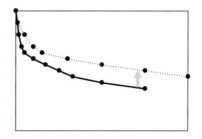

本方法で求められる累積生存率は，基本となる条件の累積生存率（ベースライン生存関数）と要因によって決まる比率（ハザード比）の積という形で表されるため，要因によって何倍になるかという相対危険率を算出することができます。単位時間当たりの死亡率を表すハザード関数がどのような形式をしているかわからない臨床研究で非常に用いやすい解析方法です。

なお，JMPではハザード比ではなくリスク比と表示されます。例えば，B法と比較してA法のリスク比が1.5であれば，A法の死亡率がB法の1.5倍であることを意味しています。JMPでは標準化された形で回帰係数（パラメータ推定値）xが算出されるため，リスク比RRは計算された回帰係数xを用いて次式で求められます。

$$RR = \frac{e^x}{e^{-x}} = e^{2x} = (e^x)^2$$

2. 評価項目

モデル全体のあてはまり具合

モデル全体のあてはまり具合を検定します。求められた危険率p値が設定した有意水準（5％ないし1％）よりも小さい場合に，あてはまりが良いと判断します。

パラメータ推定値

モデルに組み込んだ共変量について，係数と標準誤差，信頼区間が表示されます。信頼区間に0が含まれていない場合，共変量の影響が有意と判断されます。

ベースライン生存曲線

求められたベースライン生存関数をグラフとして表示します。

共変量の検定（Wald検定，効果の尤度比検定）

共変量ごとにパラメータ推定値が有意かどうか（＝共変量の影響が有意かどうか）を検定します。求められた危険率p値が設定した有意水準（5％ないし1％）よりも小さい場合に，共変量の影響が有意と判断します。

リスク比

共変量ごとにリスク比が表示されます。求められた危険率p値が設定した有意水準（5％ないし1％）よりも小さい場合に，リスク比が有意と判断します。

C 回帰モデルによる生存時間分析

1. 解析のポイント

パラメトリックモデルによる生存時間分析は，累積生存率が観察期間以外の要因を含むある関数によって規定されるものと仮定して，その（回帰）関数を算出する解析方法です。比例ハザードモデルと同様，この場合もある条件での生存率曲線はベースライン生存率曲線と要因による相対危険度（リスク比）を用いて求められます。

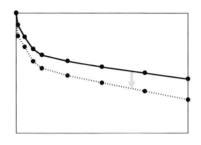

生存時間分析で用いられる回帰モデルとしては，ワイブル（Weibull）関数モデル，対数正規モデル，指数関数モデル，対数ロジスティックモデルなどがあります。JMPでは更にFrechetモデルを用いることができます。

回帰モデルに基づく生存時間分析では，名義尺度変数によって分割された群だけでなく連続尺度変数によって表される要因についても，共変数として生存率に与える影響を検討することができます。共変数は基本的に連続尺度変数ですが，順序尺度変数・名義尺度変数の場合にはJMP内部でダミー変数に割り当てて解析されます。

回帰モデルによる生存時間分析では，①あらかじめ解析モデルを設定し，そのモデルにデータを当てはめて要因（共変量）の影響を検討する，②収集したデータを説明するのに最も都合の良いモデルを求める，という解析を行います。パラメトリック的手法の欠点は，解析モデルが不適切な場合，生存関数の推定が歪んでしまう（不適切なものになる）ことです。回帰モデルの当てはまり具合の評価では，Wald検定，尤度比検定で求められるχ^2値が大きいほど当てはまりがよいと判定されます。

2. 評価項目

効果の要約

選択した関数モデル，解析対象データに関する情報と共に，修正済み赤池情報量規準（AICc：corrected Akaike's information criterion）とベイズ情報量規準（BIC：Bayesian information criterion）が表示されます。この値が小さいほど，選択した関数モデルによる生存曲線のあてはまりが良いと判断します。

モデル全体の検定

指定した関数モデル全体のあてはまり具合を検定します。求められた危険率p値が設定した有意水準（5％ないし1％）よりも小さい場合に，あてはまりが良いと判断します。

パラメータ推定値

指定した関数モデルにおける共変量の係数が表示されます。

共変量の検定（Wald 検定，効果の尤度比検定）

共変量ごとにパラメータ推定値が有意かどうか（＝共変量の影響が有意かどうか）を検定します。求められた危険率 p 値が設定した有意水準（5 ％ないし 1 ％）よりも小さい場合に，共変量の影響が有意と判断します。

分布プロファイル

回帰モデルによる生存時間分析では，単に平均生存期間・累積生存率を求めるのではなく，生存率を予測する関数の中で要因（共変量）がどれほど影響を及ぼすかという点を定量的に解析することができます。2 群ないし複数群を対象にした解析では，「群間に差があるかどうか」という定性的な検定ではなく「どの要因によってどれくらい生存率が変わるか」という面から推定が行われます。

D 再生モデルによる生存時間分析

1. 解析のポイント

通常の生存時間分析では「死亡」という 1 度しか発生しないイベントを解析しますが，このモデルでは 1 つの個体に複数回（繰り返して）生じるイベントについて解析します。たとえば，術後の鎮痛薬投与や悪性腫瘍が再発する状況など，長期にわたり再発を繰り返す疾病の継続的治療成績などの解析に用いられます。

再生モデルでは，個体ごとに発生する複数の種類の異なるイベントを「コスト」という概念を用いて解析することができます。例えば，事象1・2のコストをそれぞれ薬剤費とすれば，観察期間の総治療費を検討することができます。

1 つの個体には複数のイベントが発生する

再生モデルによる生存時間分析では，1 つの個体には複数のイベントが発生する状況を解析します。ひとつもイベントが発生しない個体もありますが，非打ち切りという概念がないため個体には必ず打ち切り（観察終了）時刻が存在します。

複数の個体に発生するイベントを集計する

複数の個体に複数の種類（この図では○○と△△）が発生する状況を集計します。イベントの種類によって発生する状況が異なっているかどうかをチェックしましょう。

[イベント]

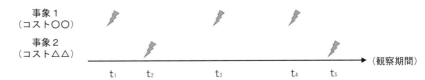

再生モデルによる生存時間分析のグラフ

この解析で得られる平均累積関数（MCF：mean cumulative function）は，横軸に観察期間，縦軸にコストが割り当てられたグラフとして表示されます。時間と共にイベントが発生する様子は，1種類のイベントであれば発生回数として，コストの異なる複数のイベントであれば総費用として表現されます。

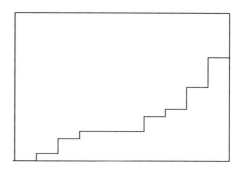

観察期間に関する情報

再生モデルによる生存時間分析では複数のイベントが繰り返し発生するため，観察終了期間（記録終了時刻）を明示する必要があります。そこで，データごとの観察終了（打ち切り）時刻をコスト＝0のイベントとして記録（データ入力）するか，解析のたびに観察終了時刻を設定する必要があります。

観察終了時刻と共に，観察を開始した時刻についても重要な解析情報です。不良品の修理を検討する場合などでは「初期不良期間を解析対象としない」などの条件を設ける場合があり，観察開始時刻を設定したい場合があります。JMPでは，再生モデルの観察開始時刻（記録開始時刻）をデータごとに指定して解析することができます。

2. 評価項目

イベントプロット

横軸に経過時間，縦軸に個体を割り当て，発生したイベントを点で示します。イベントが発生する状況を大まかに把握することができます。

平均累積関数（MCF：mean cumulative function）

経過時間と累積発生コストが，グラフ形式・表形式で表示されます。

グラフ形式（MCFプロット）では，信頼限界を追加表示することもできます。2本のMCF曲線の信頼限界が重なっていない区間（時間）では，2群のMCFに有意差があると判断します。

グループ間のMCFの差の信頼区間が0を含まない状況では，グループ間に有意差があると判断されます。

8 疫学的評価指標を検討する

　臨床医学では，統計学的に有意かどうかを論じるだけではなく，どれほどの効果が得られるのかを指標を用いて表現することが求められます。たとえば2×2集計表に要約される患者対照研究では，疫学的指標を用いて臨床的な意義を評価することができます。このような解析は直接JMPだけで行うことができないため，JMPで計算された項目を元に手計算を行う必要があります。比較的簡単な手順なので，電卓を用いて計算しましょう。

1. 検査の正確性を判断するために利用される指標

　何らかの検査で得られた数値を評価した判定を説明変数，疾患の有無を目的変数とした解析結果は，以下の表に集約されます。

検査値	疾患あり	疾患なし	合計
異常群	a	b	a+b
正常群	c	d	c+d
合計	a+c	b+d	a+b+c+d

感度（＝真陽性率 true positive fraction：TPF）
　検査値が異常群に対して「疾患あり」と正しく診断される割合で，以下の式で計算されます。
　　$TPF = a / (a+c)$

偽陽性率（false positive fraction：FPF）
　検査値が正常群に対して「疾患あり」と誤って診断される割合で，以下の式で計算されます。
　　$FPF = b / (b+d)$

偽陰性率（false negative fraction：FNF）
　検査値が異常群に対して「疾患なし」と誤って診断される割合で，以下の式で計算されます。
　　$TNF = c / (a+c)$

特異度（＝真陰性率 true negative fraction：TNF）
　検査値が正常群に対して「疾患なし」と正しく診断される割合で，以下の式で計算されます。
　　$TNF = d / (b+d)$

balanced error rate（BER）
　偽陽性率と偽陰性率の平均で，検査の判別能力の指標として利用されます。以下の式で計算されます。
　　$BER = (b/(b+d) + c/(a+c)) / 2$

尤度比（likelihood ratio：LR）
　尤度（なりやすさ，起こりやすさ）を表す感度と特異度の比を表し，以下の式で計算されます。
　　陽性尤度比（＋LR）＝ 感度／（1－特異度）＝ 検査後オッズ／検査前オッズ
　　陰性尤度比（－LR）＝（1－特異度）／感度＝ 検査前オッズ／検査後オッズ

　感度・特異度は大きいほど意義が高いため，研究の意義を向上させるためには「検査で得られた数値を評価した判定」を改善することが重要です。データ収集段階から検査値を収集しておくと，判定結果ではなく検査値そのものと疾患の有無を解析してROC曲線を求めることができますので，感度・特異度が最も有利な検査結果の判定基準（カットオフ値）を得ることができます。

2. 治療による予後を評価するための指標

治療の有無を説明変数，治療効果を目的変数とした解析結果は，以下の表に集約されます。

相対危険率（relative risk：RR）

治療法	改善	不変	合計
治療群	a	b	a+b
対照群	c	d	c+d
合計	a+c	b+d	a+b+c+d

ある事象の発生率が対照群の何倍になったのかを示す指標で，以下の式で計算されます。相対危険率は，リスク比（risk ratio）とも呼ばれます。対照群を事前に設定するので，ランダム化臨床試験などの介入試験や前向きコホート研究で利用されます。

$RR = a / (a+b) / c * (c+d)$

オッズ比（odds ratio：OR）

対立する２つの要因を比較してどちらが優勢かを評価する指標で，以下の式で計算されます。後向き研究である患者対照研究や有病率研究などで利用されます。

$OR = (a*d) / (b*c)$

寄与リスク（attributable risk：AR）

治療群と対照群のリスクを比較する指標で，治療群と対照群の発症率の差を絶対値で表現しているため，リスク差とも呼ばれます。治療群では対照群よりも発症率が少なくなるため，以下の式で計算される絶対リスク減少率（absolute risk reduction：ARR）を用います。

$ARR = c / (c+d) - a / (a+b)$

集計結果をクロス集計表としてとらえると，リスク差は「２群の比率の差」に該当します。JMPで分割表分析を用いると，ARRが有意かどうかを，カイ２乗検定（独立性の検定）または２つの割合の差（リスク差）の検定を用いて評価できます。

相対リスク減少率（relative risk reduction：RRR）

対照群の発症率に対する治療群の発症率を比率で表現したもので，以下の式で計算されます。

相対リスク減少率 $RRR = 1 - a / (a+b) / c * (c+d) = 1 - RR$

治療必要数（number needed to treat：NNT）

１例の効果を観察するために何人の患者を治療しなければならないのかを表す数値で，以下の式で計算されます。

治療必要数 $NNT = 1 / ARR$

治療法の効果をリスク減少率として表現する場合，前述した相対危険率，オッズ比，寄与リスクという複数の指標があるものの，具体的にどれだけの差があるのか把握しにくいという問題があります。そこで開発されたものがNNT（＝ARRの逆数）であり，治療薬の実質的な効果を表現する数値として利用されます。

9 研究の信頼性を高める

　ここまでの解析過程で重要な関係を発見したとしても，時として統計学的に有意なものと判断されないことがあり，その結果を素直に受け入れられない状況もあるでしょう。以下のような視点を交えて，研究の信頼性を更に高める工夫が必要です。

1. 研究が「全数調査」か「サンプリング調査」か

　ある施設で1年間の有害事象発生率を調査した場合，その年の有害事象発生率が昨年より高かったかどうかは「明白な事実」として説明することができます。しかしながら，そのような現象が「偶然に」生じたものかどうかを統計学的に検討することもできます。一方，統計学的検討では「1年全体を調査するのは負担が大きいので，1ヶ月だけ調査した」というサンプリング調査から全体を推定することが行われています。サンプリング調査から母集団を推定する場合にはサンプリングに偏りがないことが前提ですので，適切なサンプリングとなるよう研究を計画すると共に，研究論文を読む際にも十分注意する必要があります。

　　(例)「2群を比較して，差が存在した」
　　全例調査 → 差が小さくても，真実である
　　サンプル調査 → 統計学的検定（推定）で，真実とみなす（誤っている危険性がある）

2. 適切な実験計画であるか

「異質な集団をひとまとめに比較解析してはならない！」

　統計学的解析ではデータを抽出した母集団を想定しているため，解析結果は「データを抽出した母集団」にのみあてはまります。例えば，男性を対象とした性ホルモンに関するデータ解析の結果を，本質的に異なる女性に対して無条件に当てはめることはできません。このため収集したデータを解析する際には，本質的に異なる複数の条件群が混在していないことを事前に検討する必要があります。解析対象が比較する要因以外でも複数群に分割される場合には，更にそれぞれの群に分割して解析することが合理的です。

「得られた結果は，偏りを眺めているだけかも？」

　無作為抽出（ランダムサンプリング）の実験計画では生じる危険性は少ないものの，多変量解析でヒストグラムによるデータ分布を評価したり相関分析・因子分析などを用いた変数間の関連性を検討すると，しばしば比較する群間に偏り（バイアス）が認められます。このような場合には，層別解析を行うか，傾向スコア（propencity score）を用いてバイアスを調整した解析を行う必要があります。

「交互作用を疑うこと！」

　　統計手法の多くは，変数の影響が一様で独立していることを前提としています。しかしながら，現実の自然現象では，ある条件群では効果が見られなくても，別の条件群では著効を示すなど，要因による影響が一様ではない（例えば相乗作用・相殺作用がある）こともしばしばです。このような状況では条件群ごとに解析するのが常道ですが，研究実施前にそのような関係を見いだすことは容易ではありません。このような誤りに陥らないようにするためには，①複数の変数の影響が独立しているかどうか交互作用を検討する，②同様の条件を抽出して（傾向スコアをマッチさせて）比較する，ことが重要です。

「実験計画法に基づく適切な研究計画を！」

　　また，検討したい要因数が増えれば増えるほど，数多くの実験や症例を集積する必要があります。検討したい要因のなかに重要な意味を持つ要因が少数しか含まれていない状況では，多くの要因を検討しようとすると労力に比較して効果が非常に低下してしまいます。このような問題に対して開発された実験計画法（DOE）を利用すると，大きな影響を及ぼす要因が少ない状況で効果的に実験を計画することができます。JMPでは強力な実験計画法をサポートしていますが，本書での解説範囲を超えているため専門書もしくはJMPマニュアルを参照してください。

3. 統計学的有意差の示す意義

　　既に集計したデータに対して解析を行って統計学的有意差が認められた場合には，それ以上データ数を増やすまでもなく有意差があると判定されます。一方で，解析の結果で危険率が（1％や5％などの）有意水準よりも大きかった場合には，データ数が不足していたために検出力が不十分であった可能性があります。このような場合には，現在までの集計データを予備実験と捕らえ，目的の仮説を検証するために必要なデータ数を見積もることになります。

　　必要なデータ数を推定するには，事前に行った予備研究から得られた情報と検出力の設定が必要です。JMPでは様々な解析モデルにおいて標本サイズ／検出力の解析を行うことができます。p値が特定の値になるようなデータ数で，Alpha（有意水準），Sigma（誤差の標準偏差），Delta（効果の大きさ）が与えられているときに結果が有意となるのに必要なデータ数を，最小有意数（LSN：least significant number）と表します。有意性を得るためにさらに多くのデータが必要な場合は，LSNを参考にすればよいでしょう。データ数がLSNの値であると，検出力は約50％になります。

CHAPTER 3 JMPでの解析手順

1. JMPの基本的操作
2. 記述統計 ― データの分布を把握する
3. 分割表分析 ― 集計表で検討する
4. 多変数の相関分析 ― 複数の変数間に潜む関係を調べる
5. 主成分分析・因子分析 ― 複数の変数間に潜む因子を調べる
6. 対応のあるペアの解析 ― 変化量を調べる
7. 一元配置分析の解析 ― 2群及び3群以上の複数群を比較する
8. 分散分析・共分散分析 ― モデルのあてはめによる解析（1）
9. 反復測定分散分析 ― モデルのあてはめによる解析（2）
10. 重回帰分析 ― モデルのあてはめによる解析（3）
11. ロジスティック回帰分析 ― モデルのあてはめによる解析（4）
12. 判別分析
13. ノンパラメトリック生存時間分析
14. Coxの比例ハザードモデルによる生存時間分析
15. 関数モデルによる生存時間分析
16. 再生モデルによる生存時間分析
17. 標本サイズ／検出力の解析
18. 傾向スコアを用いた背景因子の調整

1 JMP の基本的操作

1. JMP の起動

アプリケーションフォルダ内の JMP アプリケーション（アイコン）をダブルクリックして起動します。

次のようなスプラッシュ画面が表示されます。この画面には，JMP のバージョン番号とシリアル番号が表示されます。

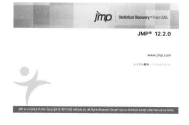

2. JMP スターター

JMP が起動するとスプラッシュ画面が表示され，次に JMP スターターウィンドウが表示されます（JMP のバージョンによって少しずつ表示内容が異なります）。このウィンドウでは，まず左側のリストから作業カテゴリを選択し，次に希望する操作をボタンをクリックすることで，すばやく JMP の操作を開始することができます。このウィンドウを閉じて，一般的なアプリケーション感覚で JMP を操作することもできます。

ファイル

この作業カテゴリでは，データテーブルの新規作成など解析対象データを準備するだけでなく，解析手順をスクリプト／ジャーナルとして保存したり，これらをまとめて管理するプロジェクトを作成することができます。システムの環境設定もこの作業カテゴリに納められています。

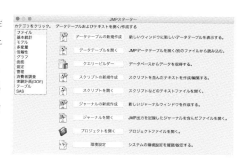

基本統計

この作業カテゴリでは，集計したデータの分布を確認したり，2変数の分布・変化を比較したり，2変量の関係を検討するなどの基本的な統計解析を取り扱います。データの属性によって解析方法が異なりますが，事前にデータシートで適切な情報を設定しておけば JMP が最適な方法を選択します。

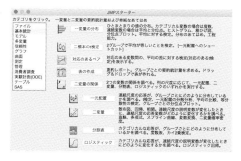

モデル

この作業カテゴリでは，得られたデータに様々なモデルをあてはめて評価します。あてはまりが良いモデルをを探し出すことで，さらに詳細な検討が可能となります。具体的な統計手法がどのボタンに該当するのかは，ボタン右側に記載されています。

多変量

この作業カテゴリでは，多数の変数間における関係を検討する解析方法（いわゆる多変量解析）が利用できます。

信頼性

この作業カテゴリでは，イベントの発生した時間を分析したり特定の分布をあてはめることにより，機器の信頼性や生存時間に関する分析を行います。

グラフ

この作業カテゴリでは，データの分布を様々なグラフで表現することができます。基本的な折れ線グラフ，棒グラフ，円グラフだけでなく，JMPならではの特徴のあるチャートを作成することができます（本書では取り扱いません）。

曲面

この作業カテゴリでは，因子間の関係グラフを作成したり3次元グラフを用いたデータ表現について解析することができます（本書では取り扱いません）。

測定

この作業カテゴリでは，主に工業的な測定精度管理や工程管理に関する解析を行います（このカテゴリに含まれる解析方法は医学領域での解析に用いられることが少ないため，本書では取り扱いません）。

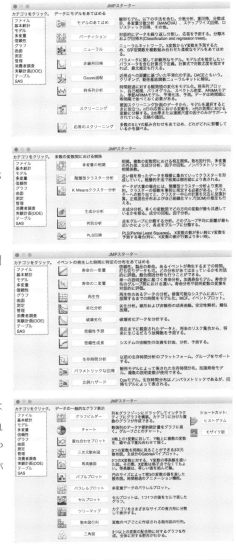

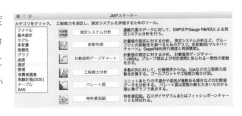

管理

　この作業カテゴリでは，主に工業的な品質管理に関する解析を行います（このカテゴリに含まれる解析方法は医学領域での解析に用いられることが少ないため，本書では取り扱いません）。

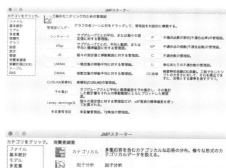

消費者調査

　この作業カテゴリでは，アンケート調査などカテゴリーとして集められるデータを解析します（このカテゴリに含まれる解析方法は医学領域での解析に用いられることが少ないため，本書では取り扱いません）。

実験計画法（DOE）

　この作業カテゴリでは，検討したい要因を適切に調整することで実施する実験数を効率的に削減できる実験計画法を立案することができます。本書では実験計画法の基本的な利用方法と標本サイズ／検出力について解説します。

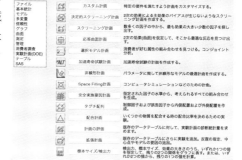

テーブル

　この作業カテゴリでは，データを集計して新たなデータシートを作成したり，データシートを操作して解析対象を制限したりなど，データテーブルを対象とした各種の操作を行います。

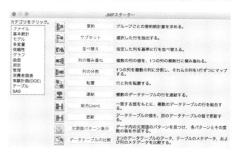

SAS

　この作業カテゴリでは，JMPでSASデータを開いたり，SASプログラムを利用するための操作を行います（本書では取り扱いません）。

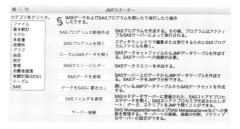

3. データテーブルの準備

3-1 データテーブルを新規に作成する

空白のデータテーブルを作成してデータを入力するには，新規データテーブルを作成します。

Step 1.【ファイル】→【新規】→【データテーブルの新規作成】を実行します

※ Windowsでは，【ファイル】→【新規作成】→【データテーブル】を実行します。

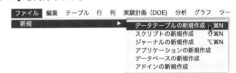

【MEMO】 JMPスターターから［データテーブルの新規作成］をクリックしても，空白のデータテーブルが作成されます。

Step 2. データテーブルの情報を確認します

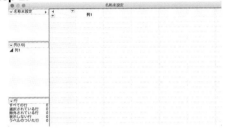

[データテーブル]（左上段の領域）

赤い▼ボタンをクリックすると，1つのファイルに含まれるデータテーブルとサブセットから，表示するデータテーブルを選択することができます（状況に応じて選択できるメニュー項目が異なります）。

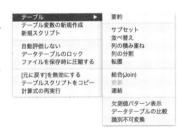

[列]（左中段の領域）

赤い▼ボタンをクリックすると，[列]メニューが表示されます。また，列名をドラッグして列を移動させることができます（状況に応じて選択できるメニュー項目が異なります）。

[行]（左下段の領域）

赤い▼ボタンをクリックすると，[行]メニューが表示されます。データテーブル上で選択されている行に含まれるデータを解析対象に含める／除外するなどの操作を行うことができます（状況に応じて選択できるメニュー項目が異なります）。

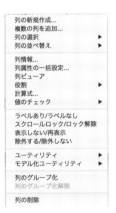

Step 3. データを入力したら，【ファイル】→【別名で保存 ...】を実行します

※ Windowsでは、【ファイル】→【名前を付けて保存】を実行します。

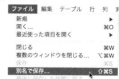

3-2 ファイルを開く

JMPでは，様々な形式のファイルを読み込んでデータテーブルして利用できます。

Step 1.【ファイル】→【開く ...】を実行します

【MEMO】読み込み可能なファイル形式
JMP12では主に以下のファイル形式のデータを読み込むことができます。
- カンマ区切りファイル（.csv）
- Microsoft Excel（.xls，.xlsx，.xlsm）
- Minitab（.mtw，mtp，ただし.mpjは除く）
- 標準テキスト（.txt）
- SAS バージョン7～9（.sas7bdat）
- Windows版 SAS バージョン6～9（.sd2，.sd5，.sd7，.sas7bdat）
- SPSS ファイル（.sav）
- タブ区切りファイル（.tsv）

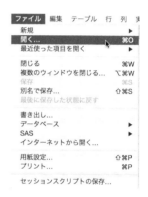

Step 2.【開く】ダイアログでファイルを指定します

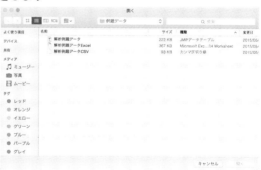

A. JMPデータファイル

JMPデータ形式のファイルを選択すると，自動的に列・行の数が表示されます。通常はそのまま［開く］を押します。

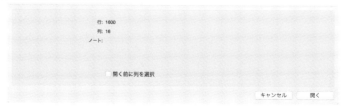

B. カンマ区切りデータ（.csv）ファイル

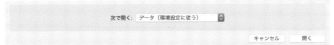

　カンマ区切りデータ形式のファイルを選択すると，自動的にオプション欄が表示されます。[**次で開く**] **ポップアップメニュー**で，読み込み方法を指定します。通常は①と②の方法を選択します。

① ［データ（最適）］（Windows 版では［データ、形式を識別する］）を選択し，［開く］を押します。

② [**データ（プレビューを表示）**]（[Windows 版では [**データとしてプレビューで開く**]）を指定すると，データを見ながら読み込みに関する設定を指定（変更）することができます。

・ラベル行に日本語文字列が使用されている場合，適切な文字コードを［文字コード］から選択してください。

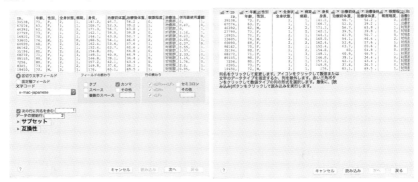

・オプションを指定した後に［読み込み］を押します。

> 【MEMO】　よく使用する方法を環境設定に保存することができます。

C. Excel（.xls）ファイル

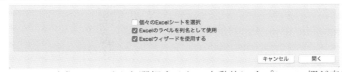

　Excel 形式のファイルを選択すると，自動的にオプション欄が表示されます。オプションを指定した後に［開く］を押します。

［個々の Excel シートを選択］（Windows 版では，［開く］の下矢印をクリックし［選択されたワークシートを開く］）

　ファイルに含まれているシートが表示されますので，必要なシートを選択して読み込みます。

［Excel のラベルを列名として使用（Windows 版では［Excel の 1 行目をラベルとする］）

　読み込んだデータのラベル（第 1 行）を列名に割り当てます。

[Excel ウィザードを使用する]

　　　　　CSV ファイルの読み込みと同様に，Excel ファイルの読み込み方法を詳細に指定することができます。

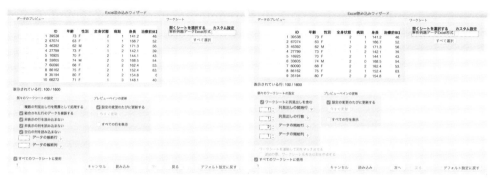

Step 3. オプションを指定した後に［読み込み］を押します

Step 4. 読み込んだデータが含まれる新しいデータテーブルが作成されます

3-3 データ属性を設定する

　　　　　統計解析に先立ち，データ列の属性（統計解析方法の選択に必要な情報）を列情報として指定します。

Step 1. データ列名をクリックして，対象の列を選択します

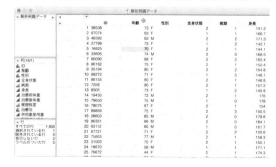

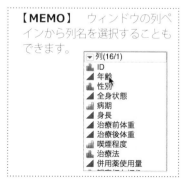

【MEMO】　ウィンドウの列ペインから列名を選択することもできます。

Step 2.【列】→【列情報 ...】を実行します

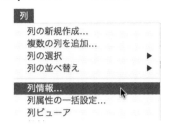
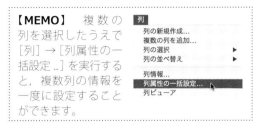

Step 3. 列情報ダイアログで，列情報を指定します

データタイプ：数値

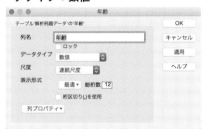

データタイプ：文字

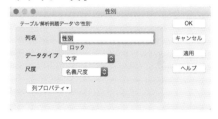

［列名］

列の名称を入力します。解析結果にも表示されるため，変数の内容をわかりやすく表現するように列名を入力します。

［データタイプ］

- 通常は［数値］と［文字］のいずれかを指定します。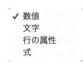

- ［行の属性］を指定すると，その行が選択されているかどうか，解析対象から除外されているかどうか，などの状況が表示されます（計算式による新規データ列を作成する場合など，特殊な状況で利用します）。

［尺度］

- ［データタイプ］が［数値］の場合には，［連続尺度］［順序尺度］［名義尺度］を指定することができます。また，数値の表示形式を指定することができます。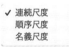

- ［データタイプ］が［文字］の場合には，［順序尺度］［名義尺度］を指定することができます。

[列プロパティ]

　データの要素を登録・編集したり，他のデータ列を利用して計算・分類した結果を列として利用することができます。なお，選択できないメニュー項目は灰色に表示されます。

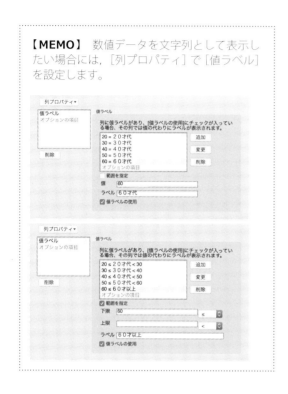

【MEMO】 数値データを文字列として表示したい場合には，[列プロパティ]で[値ラベル]を設定します。

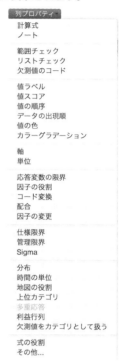

Step 4. 設定が終わったら[OK]を押します

3-4 データ変換により新規データ列を追加作成する

　[列プロパティ]を利用すると，既存のデータを利用して新しいデータ列を追加作成することができます。

Step 1.【列】→【列の新規作成...】を実行します

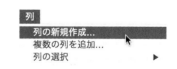

【MEMO】 多数の列を一括して追加するには，[列]→[複数の列を追加...]を利用することもできます。

Step 2. 列情報ダイアログが表示されますので，列名など必要な列情報を設定します

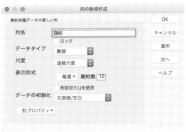

Step 3. 列情報ダイアログの［列プロパティ］→［計算式］を選択します

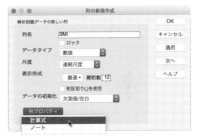

Step 4. 列の新規作成ダイアログに計算式領域が追加され，計算式ダイアログが表示されます

計算式ダイアログの［テーブル列］と［関数］を組み合わせて計算式を入力します。

設定が終了したら［OK］をクリックします。

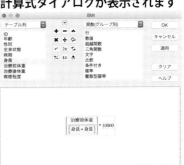

Step 5. 列の新規作成ダイアログに計算式領域が追加されます

［計算式の編集］

このボタンをクリックすると，計算式ダイアログが表示されます。

［自動評価しない］

計算元になるデータ列が変更された場合に再計算する場合に指定します。

［エラーを無視］

計算元になるデータ列の値によって計算エラーが出ても無視する場合に指定します。

［総桁数］

小数点の表示分を1桁として，数字を表示する総桁数を指定します。

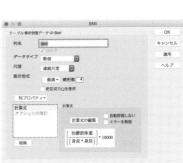

Step 6. 設定が終わったら［OK］を押します

> 【MEMO】 列の順序を並べ替えるには，[列] → [列の並べ替え] → [選択列を移動…] を利用することもできますが，データテーブル左側の列ペインで列名をドラッグする方が簡単です。

> 【MEMO】 データの属性を変換して解析する場合には列の属性を変更しますが，頻繁に列の属性を変えて解析するとその都度手間がかかります。このような場合には，属性の異なる列を新たに作成し，計算式を用いてデータを自動変換する方法が便利です。

3-5 解析対象を制限する（データフィルタ機能）

データテーブルを編集することなく一時的に解析対象を制限したい場合には，データフィルタ機能を利用します。データテーブルから一部のデータだけを取り出して一時的に解析する場合に便利です。

Step 1.【行】→【データフィルタ】を実行します

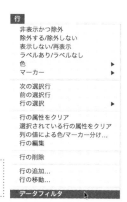

> 【MEMO】 データテーブルから一部のデータだけを取り出して継続的に解析する場合には，サブセットを作成すると便利です。

Step 2. データフィルタダイアログが表示されます

列および条件を選択して解析対象を絞り込みます。

［現在の行属性を記憶し復元］

データフィルタ機能を利用し終わったら利用前の状態に復帰させたい場合に指定します。

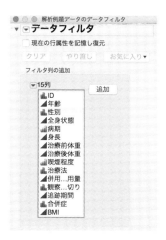

[追加]

このボタンをクリックすると，条件を追加するダイアログが表示されます。

（例：性別を選択して［追加］をクリックした）

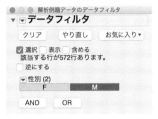

【MEMO】 データフィルタを解除する（すべてのデータを解析対象にする）には，次の手順が簡単です。
① ［行］→［行の選択］→［すべての行を選択］を実行する。

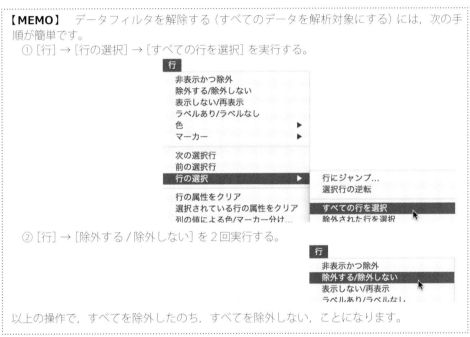

② ［行］→［除外する / 除外しない］を 2 回実行する。

以上の操作で，すべてを除外したのち，すべてを除外しない，ことになります。

3-6 表形式データを変更する（列の積み重ね機能）

クロス集計表にまとめられたデータを JMP で解析できる生データ形式に変換するには，列の積み重ね機能を利用すると便利です。

Step 1.【テーブル】→【列の積み重ね】を実行します

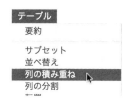

Step 2. 積み重ねダイアログが表示されますので必要事項を指定します

- 積み重ねる列を左側の[列の選択]リストから指定して[積み重ねる列]をクリックすると、右側のリストに取り込まれます。
- データ数が収納される列名を、[積み重ねたデータ列]に入力します。
- 積み重ねられた列名が収納される列名を、[元の列ラベル]に入力します。
- その他の項目は、必要に応じて選択してください。

すべての指定が終了したら、アクション欄の[OK]をクリックします。

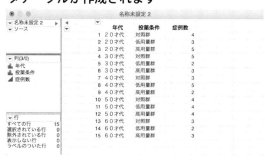

Step 3. データ形式が変換された新しいデータテーブルが作成されます

ウィンドウ左上段の領域に、新しいデータテーブルが追加されていることを確認してください。

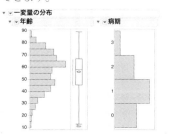

4. 解析結果の表示

JMPで分析を実行すると、レポートウィンドウが表示されます。それぞれの解析レポートには開閉ボタン（▼）がついており、レポートの構成／表示形式を変更することができます。

4-1 レポートの構成を変更する

レポートメニュー

分析左横に表示されている開閉ボタンを右クリック（Mac版では［control］キーを押しながらクリック）すると，レポートの構成を変更するメニューが表示されます。

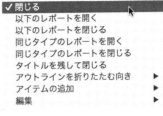

レポートダイアログ

分析左横に表示されている開閉ボタンを［option／Alt］キーを押しながら右クリック（Mac版では［control］キーと［option］キーを押しながらクリック）すると，メニュー項目を一度に設定できるダイアログが表示されます。

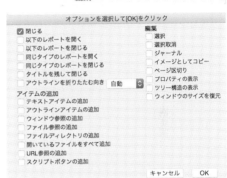

4-2 レポートの貼り付け

レポートを選択して他のアプリケーションに貼り付けるには，以下の手順で行います。

Step 1. ［ツール］→［選択ツール］を実行します

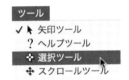

> 【MEMO】 パレットから選択ツールをクリックしても，同じ状態になります。

Step 2. レポート内容を選択します

レポートウィンドウでクリック＆ドラッグ（または［shift］キーを押しながらクリック）して項目を選択します。

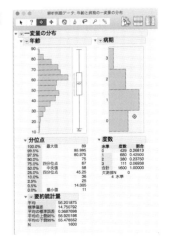

Step 3. 他のアプリケーションに添付します

選択した項目をプレスして、JMPから別のアプリケーションのウィンドウへドラッグします。

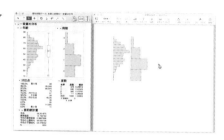

【MEMO】 選択した項目をJMP上でコピーしてから別のアプリケーションにペーストしても、同じ状態になります。

【MEMO】 アプリケーションで[形式を選択して貼り付け]コマンドが利用できる場合は、貼り付け形式を選択することができます。

4-3 レポートオプションを指定する

レポートオプションメニュー

解析内容表示行先頭の赤い三角ボタン(▼)をクリックすると、レポートオプションメニューが表示されます。

レポートオプションダイアログ

解析内容表示行先頭の三角ボタン(▼)を[option／Alt]キーを押しながらクリックすると、分析ウィンドウ内にある同種類のレポート全てにコマンドを適用することができます。

[分析のやり直し]

[スクリプト]→[分析のやり直し]を実行すると、新しいウィンドウを開いて分析を再実行します。データテーブルを修正した後に同じ分析を行いたい場合などに便利です。

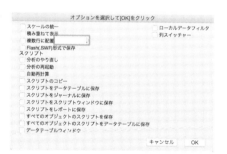

4-4 分析オプションを指定する

分析オプションメニュー

変数(列)名の赤い三角ボタン(▼)をクリックすると,分析オプション(ポップアップメニュー)が表示されます。

[連続尺度]

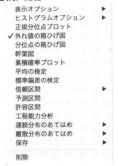

[順序尺度・名義尺度]

分析オプションダイアログ

変数(列)名の赤い三角ボタン(▼)を[Alt]キーを押しながらクリック(Mac版では[option]キーを押しながらクリック)すると,全てのコマンドとオプションをチェックボックスとして表示したダイアログが表示されます。

[連続尺度]

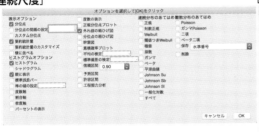

[順序尺度・名義尺度]

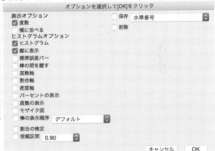

検定条件・信頼区間の指定

統計学的検定や信頼区間の計算を行う場合,判断基準(有意水準)を設定する必要があります。

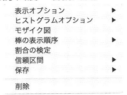

分析オプションの中に[α水準の設定]という項目が存在する場合には,そこから統計学的検定に用いる危険率(第1種過誤率)を指定することができます。例)危険率1%で検定する場合には,α水準を0.01とします。

分析オプションに[信頼区間]という項目が存在する場合には,そこから信頼区間の算出に用いる比率を指定することができます。例)95%信頼区間を表示するには,0.95を選択します。

②記述統計―データの分布を把握する

Step 1. データファイルを準備します

変数（データ）の状況を把握するためには，一変数の解析を行います。連続尺度のデータでは，分類・順序尺度の場合よりも多くの解析情報が得られます。

識別ID	年齢 （連続尺度）	性別 （名義尺度）	病期 （順序尺度）
39538	73	F	1
67074	63	F	1
46392	62	M	2
⋮	⋮	⋮	⋮

【MEMO】 平均値・標準偏差など計算された代表値を用いて別途グラフを作成するために再利用する場合には，要約機能を利用すると良いでしょう。［テーブル］→［要約］を実行するとダイアログが表示されますので，希望する計算項目（統計量）を指定します。計算結果を含むデータシートが作成されますので，他のソフトでグラフを作成するのに便利です。

統計量
- N
- 平均
- 標準偏差
- 最小値
- 最大値
- 範囲
- 全体に対する%
- 欠測値N
- カテゴリ数
- 合計
- 重みの合計
- 分散
- 標準誤差
- 変動係数
- 中央値（メディアン）
- 四分位範囲
- 分位点

Step 2. ［分析］→［一変量の分布］を実行します

分析
- 一変量の分布
- 二変量の関係

Step 3.【一変量の分布】ダイアログで，列を選択して役割を割り当てます

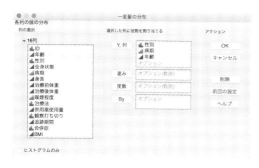

解析対象に設定したい列を「列の選択」リストから選択し，役割ボタンをクリックします。

[Y, 列]　解析対象とする列（連続尺度，順序尺度，名義尺度）を指定します。

必要に応じて，以下の情報を設定します。

[重み]　重み付けを表す列（数値型）を指定します。
[度数]　度数を表す列（数値型）を指定します。
[By]　解析を分割して実行したい場合には，群を分割する列（名義尺度・順序尺度）を指定します。

Step 4. 解析を実行します

列の割り当てが終了したら,「アクション」欄の [OK] をクリックします。
[前回の設定] を押すと,直前に実行された条件で変数が選択されます。

Step 5. 一変量の分布に関する解析結果（レポート）が表示されます

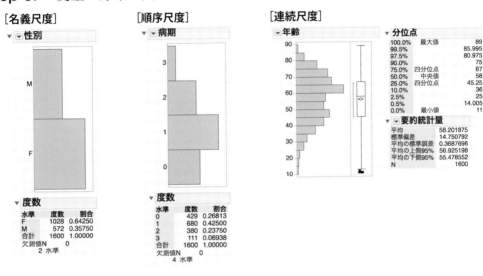

Step 6. 更に詳細な解析を行います

解析内容表示行先頭の赤い三角ボタン（▼）を [Alt] ／ [option] キーを押しながらクリックし,表示される解析オプション選択ダイアログから指定します。

[解析オプション選択ダイアログ（名義尺度, 順序尺度）]

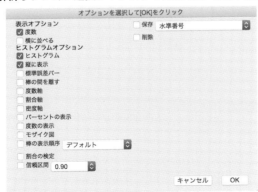

[解析オプション選択ダイアログ（連続尺度）]

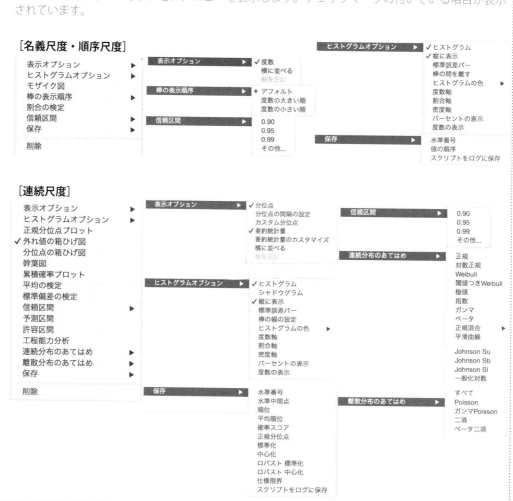

【MEMO】 解析項目を１つずつ追加する場合には，解析内容表示行先頭の赤い三角ボタン（▼）をクリックしてレポートオプションメニューを表示します。チェックマークの付いている項目が表示されています。

Step 7. 追加解析の結果が表示されます

[名義尺度・順序尺度]
割合の検定（カイ2乗検定）

仮説の割合と出現率が一致しているかどうかカイ2乗（χ^2）検定を行うには，仮説の割合を入力してから［完了］をクリックします。

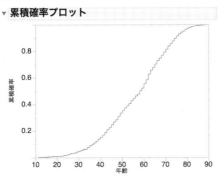

[連続尺度]
累積確率プロット

正規分位点プロット

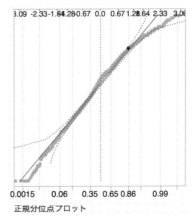

分布のあてはめ

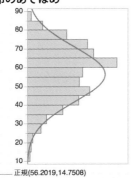

ここでは，［連続分布のあてはめ］で［正規］を選択しています。

正規分布の適合度検定

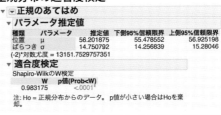

［連続分布のあてはめ］で［正規］を実行したのち，［正規のあてはめ］赤い三角ボタン（▼）メニューから［適合度］を指定します。

③分割表分析 — 集計表で検討する

Step 1. データファイルを準備します

2つの名義尺度・順序尺度からなるクロス集計表を作成し、各種統計量・検定を行います。JMPでは、2つのデータ形式が利用できます。

形式1（実験データ形式）

2つの変数（名義尺度・順序尺度）

性別 （名義尺度）	喫煙程度 （順序尺度）
あり	あり
なし	なし
あり	あし
⋮	⋮

形式2（集計データ形式）

2つの変数（名義尺度・順序尺度）と、その組み合わせの度数を表す1つの数値型変数

性別 （名義尺度）	喫煙程度 （順序尺度）	観察数 （連続尺度）
あり	あり	31
あり	なし	262
なし	あり	113
なし	なし	1194
⋮	⋮	

【**MEMO**】 既に分割表としてデータを集計した場合には、「列の積み重ね機能」（P.87）を利用して実験データ形式にできます。

Step 2. ［分析］→［二変量の関係］を実行します

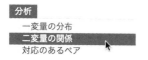

Step 3. 【二変量の関係】ダイアログで、列を選択して役割を割り当てます

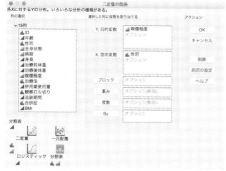

解析対象に設定したい列を「列の選択」リストから選択し、役割ボタンをクリックします。

- **［Y, 目的変数］** 目的変数として解析に組み込む列（名義尺度, 順序尺度）を1つ指定します。
- **［X, 説明変数］** 説明変数として解析に組み込む列（名義尺度, 順序尺度）を1つ指定します。

必要に応じて、以下の情報を設定します。

- **［ブロック］** Cochran-Mantel-Haenszel検定を行う場合、交絡因子に組み込む列（名義尺度, 順序尺度）を指定します。
- **［重み］** 重み付けを表す列（数値型）を指定します。
- **［度数］** 集計データ形式の場合には、度数を表す列（数値型）を指定します。
- **［By］** 解析を分割して実行したい場合には、群を分割する列（名義尺度・順序尺度）を指定します。

Step 4. 解析を実行します

列の割り当てが終了したら、「アクション」欄の [OK] をクリックします。
[前回の設定] を押すと、直前に実行された条件で変数が選択されます。

Step 5. 分割表に対する分析（レポート）が表示されます

モザイク図

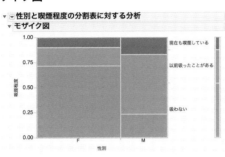

横軸に説明変数（X）に、縦軸に目的変数（Y）に割り当て、面積が分割表の各セルの比率となるよう長方形に分割したグラフです。

分割表

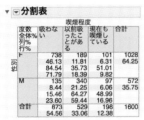

データを集計し、分割表を作成します。セル内には度数（観察数）、全体に占める比率（％）、列に占める比率（％）、行に占める比率（％）が表示されます。

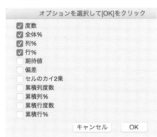

分割表の表示内容を追加・変更するには、解析内容表示行 [分割表] 先頭の赤い三角ボタン（▼）を [Alt] ／ [option] キーを押しながらクリックし、表示される解析オプション選択ダイアログから指定します（1つずつ追加する場合には、解析内容表示行 [分割表] 先頭の赤い三角ボタン（▼）からポップアップメニューを表示します）。

検定

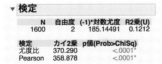

行・列に割り当てられた変数に意味のある関係が存在するかどうか、カイ2乗（χ^2）検定の結果を表示します。

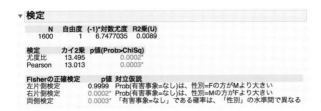

2×2分割表の場合には、自動的に Fisher の正確検定の結果も追加表示されます。

Step 6. 更に詳細な解析を行います

解析内容表示行［～の分割表に対する分析］先頭の赤い三角ボタン（▼）を［Alt］／［option］キーを押しながらクリックし，表示される解析オプション選択ダイアログから指定します。

［解析オプション選択ダイアログ］（2つの分類尺度，共に2水準）

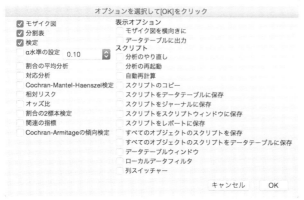

［解析オプション選択ダイアログ］
（どちらかが2水準ではない2つの分類尺度，または分類尺度と順序尺度）

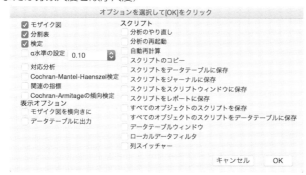

［解析オプション選択ダイアログ］（2つの順序尺度）

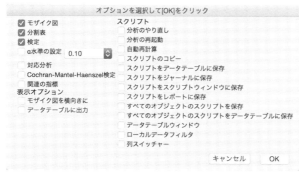

【MEMO】
解析項目を1つずつ追加する場合には，解析内容表示行［～の分割表に対する分析］先頭の赤い三角ボタン（▼）からレポートオプションメニューを表示します。チェックマークの付いている項目が表示されています。

✓モザイク図
✓分割表
✓検定
　α水準の設定　▶
　割合の平均分析
　対応分析
　Cochran-Mantel-Haenszel検定
✓相対リスク
✓オッズ比
✓割合の2標本検定
　関連の指標
　Cochran-Armitageの傾向検定

表示オプション　▶
データテーブルに出力
スクリプト　▶

✓モザイク図
✓分割表
✓検定
　α水準の設定　▶
　対応分析
　Cochran-Mantel-Haenszel検定
　関連の指標
　Cochran-Armitageの傾向検定

表示オプション　▶
データテーブルに出力
スクリプト　▶

✓モザイク図
✓分割表
✓検定
　α水準の設定　▶
　対応分析
　Cochran-Mantel-Haenszel検定
　一致性の統計量
　関連の指標

表示オプション　▶
データテーブルに出力
スクリプト　▶

☐ **一致性の統計量**　　解析に指定した2つの変数が同じ分類要素（水準）のデータである場合にだけ，**［Cochran-Mantel-Haenszel 検定］**の下に**［一致性の統計量］**が表示されます。

Step 7. 追加解析の結果が表示されます

割合の2標本検定（2つの割合の差の検定）

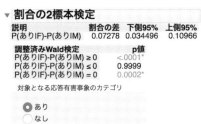

応答カテゴリを指定すると，その応答の割合の差を検定した結果が表示されます。

対応分析

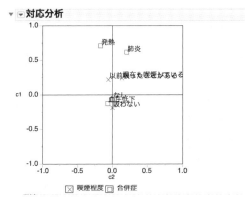

Cochran-Mantel-Haenszel 検定

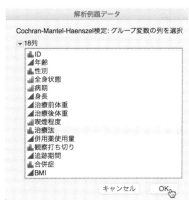

交絡因子となるグループ変数の列を選択し，[OK]をクリックします。

Cochran-Mantel-Haenszel 検定の結果が表示されます。交絡因子で分割される層ごとの分割表は，[度数]に表示されます。

関連の指標（連関係数）

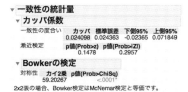

一致性の統計量
（McNemar 検定，Bowker の検定）

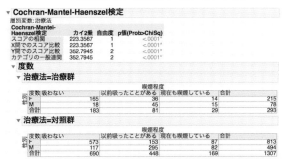

4 多変数の相関分析 — 複数の変数間に潜む関係を調べる

Step 1. データファイルを準備します

相関分析とは2つの連続変数の関連性を評価する方法ですが，数多くの変数の中から2変数を取り上げて関連性を評価するために用いられます。このため，JMPでの相関分析は2変数の分析ではなく多変量の分析に分類されており，2つのデータ形式が利用できます。

形式1（実験データ形式）

2つ以上の変数（間隔尺度・順序尺度）

年齢 (連続尺度)	病期 (順序尺度)	身長 (連続尺度)	治療前体重 (連続尺度)
73	1	166.7	52.3
58	2	171.3	56.7
62	3	142.1	39.5
⋮	⋮	⋮	⋮

形式2（集計データ形式）

2つ以上の変数（間隔尺度・順序尺度）と，その組み合わせの度数を表す1つの数値型変数

年齢 (連続尺度)	病期 (順序尺度)	身長 (連続尺度)	治療前体重 (連続尺度)	症例数 (連続尺度)
73	1	166.7	52.3	3
58	2	171.3	56.7	4
62	3	142.1	39.5	2
⋮	⋮	⋮	⋮	⋮

Step 2. ［分析］→［多変量］→［多変量の相関］を実行します

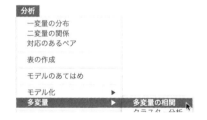

Step 3.【多変量の相関】ダイアログで，解析対象の列を割り当てます

解析対象に設定したい列を「列の選択」リストから選択し，役割ボタンをクリックします。

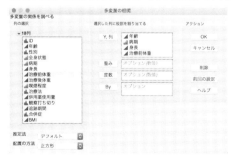

［Y，列］　解析対象とする列（連続尺度，順序尺度の数値型）を2つ以上指定します。

必要に応じて，以下の情報を設定します。

［重み］　重み付けを表す列（数値型）を指定します。

［度数］　集計データ形式の場合には，度数を表す列（数値型）を指定します。

［By］　解析を分割して実行したい場合には，群を分割する列（名義尺度・順序尺度）を指定します。

Step 4. 解析を実行します

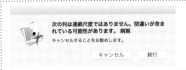

列の割り当てが終了したら,「アクション」欄の[OK]をクリックします。
[前回の設定]を押すと,直前に実行された条件で変数が選択されます。

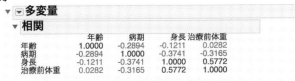

【MEMO】 解析対象に順序尺度の変数を指定した場合,以下の警告が表示されます。

Step 5. 多変量の相関に関する解析結果(レポート)が表示されます

相関

多変量

相関

	年齢	病期	身長	治療前体重
年齢	1.0000	-0.2894	-0.1211	0.0282
病期	-0.2894	1.0000	-0.3741	-0.3165
身長	-0.1211	-0.3741	1.0000	0.5772
治療前体重	0.0282	-0.3165	0.5772	1.0000

1個の欠測値があります。相関はREML法によって推定されました。

散布図行列

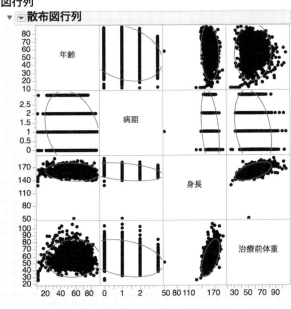

Step 6. 更に詳細な解析を行います

解析内容表示行［多変量］先頭の赤い三角ボタン（▼）を［Alt］／［option］キーを押しながらクリックし，表示される解析オプション選択ダイアログから指定します。

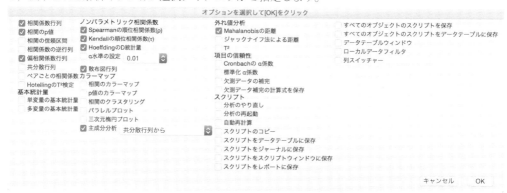

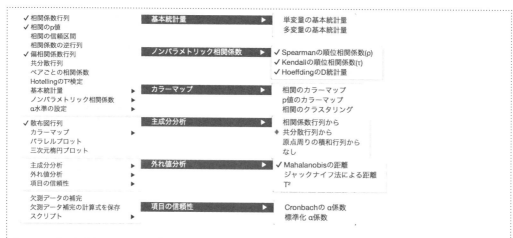

【MEMO】　解析項目を1つずつ追加する場合には，解析内容表示行［多変量］先頭の赤い三角ボタン（▼）からレポートオプションメニューを表示します。チェックマークの付いている項目が表示されています。

Step 7. 追加解析の結果が表示されます

相関のp値

▼ 相関のp値

	年齢	病期	身長	治療前体重
年齢		<.0001	<.0001	0.2598
病期	<.0001		<.0001	<.0001
身長	<.0001	<.0001		<.0001
治療前体重	0.2598	<.0001	<.0001	

相関係数が統計学的に有意であるか，p値を表示します。

偏相関係数行列

▼ 偏相関

	年齢	病期	身長	治療前体重
年齢		-0.3533	-0.2608	0.0788
病期	-0.3533		-0.3153	-0.0961
身長	-0.2608	-0.3153		0.5224
治療前体重	0.0788	-0.0961	0.5224	

他のすべての変数の影響を取り除いています。

2変数以外の変数の変動を除外した偏相関係数が行列形式で表示されます。

ノンパラメトリック相関係数

ノンパラメトリック：Spearmanの順位相関係数(ρ)

変数	vs. 変数	Spearmanの順位相関係数(ρ)	p値(Prob>|ρ|)
病期	年齢	-0.3041	<.0001*
身長	年齢	-0.1317	<.0001*
身長	病期	-0.4283	<.0001*
治療前体重	年齢	0.0411	0.1006
治療前体重	病期	-0.3450	<.0001*
治療前体重	身長	0.5889	<.0001*

ノンパラメトリック：Kendallの順位相関係数(τ)

変数	vs. 変数	Kendallの順位相関係数(τ)	p値(Prob>|τ|)
病期	年齢	-0.2336	<.0001*
身長	年齢	-0.0897	<.0001*
身長	病期	-0.3192	<.0001*
治療前体重	年齢	0.0294	0.0817
治療前体重	病期	-0.2605	<.0001*
治療前体重	身長	0.4202	<.0001*

ノンパラメトリック：HoeffdingのD統計量

変数	vs. 変数	HoeffdingのD統計量	p値(Prob>D)
病期	年齢	0.0245	<.0001*
身長	年齢	0.0067	<.0001*
身長	病期	0.0473	<.0001*
治療前体重	年齢	0.0028	<.0001*
治療前体重	病期	0.0308	<.0001*
治療前体重	身長	0.1216	<.0001*

JMPでは，Spearman の順位相関係数（ρ），Kendall の順位相関係数（τ），Hoeffding のD統計量の3つを計算できます。

主成分分析

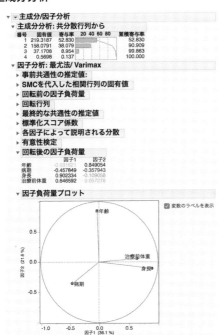

相関分析の情報を用いて，主成分分析を実施します（主成分分析については，P.104と同等の内容になります）。

Mahalanobisの距離

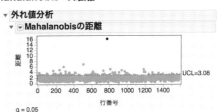

α = 0.05

外れ値分析として，マハラノビス（Mahalanobis）の距離を計算し，グラフに表示します（極端に距離の大きな点が存在する場合，外れ値の可能性を検討すると良いでしょう）。

5 主成分分析・因子分析 — 複数の変数間に潜む因子を調べる

Step 1. データファイルを準備します

JMPでは，主成分分析・因子分析を行う際に以下のデータ形式が利用できます。

形式1（実験データ形式）
2つ以上の変数
（間隔尺度・順序尺度）

年齢 （連続尺度）	身長 （連続尺度）	治療前体重 （連続尺度）	併用薬使用量 （連続尺度）	追跡期間 （連続尺度）	BMI （連続尺度）
73	142.1	39.5	1.16	48	19.6
58	144.1	43.9	0.23	20.8	21.1
62	168.5	54.1	0.55	25.7	19.1
︙	︙	︙	︙	︙	︙

形式2（集計データ形式）
2つ以上の変数
（間隔尺度・順序尺度）と，その組み合わせの度数を表す1つの数値型変数

Step 2. ［分析］→［多変量］→［主成分分析］を実行します

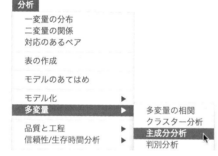

【MEMO】 JMPでは，主成分分析の1つの方法として因子分析が実装されていますが，バージョン12からは［分析］→［消費者調査］→［因子分析］で実行することもできます（解析結果は同一ですが，表示内容が若干異なります）。

Step 3. 【主成分分析】ダイアログで，解析対象の列を割り当てます

解析対象に設定したい列を「列の選択」リストから選択し，役割ボタンをクリックします。

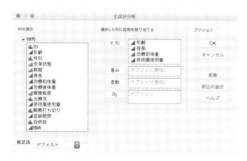

[Y, 列] 解析対象とする列（連続尺度，順序尺度の数値型）を2つ以上指定します。

必要に応じて，以下の情報を設定します。

[重み] 重み付けを表す列（数値型）を指定します。

[度数] 集計データ形式の場合には，度数を表す列（数値型）を指定します。

[By] 解析を分割して実行したい場合には，群を分割する列（名義尺度・順序尺度）を指定します。

Step 4. 解析を実行します

列の割り当てが終了したら、「アクション」欄の[OK]をクリックします。
[前回の設定]を押すと、直前に実行された条件で変数が選択されます。

【MEMO】 解析対象に順序尺度の変数を指定した場合、以下の警告が表示されます。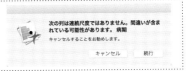

Step 5. 主成分分析に関する解析結果（レポート）が表示されます

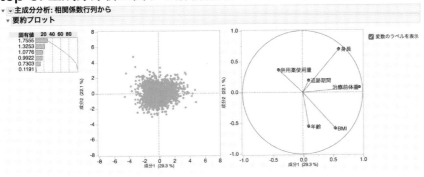

Step 6. 更に詳細な解析を行います

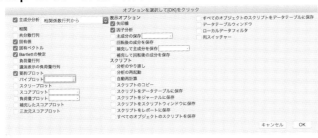

解析内容表示行[主成分分析]先頭の赤い三角ボタン（▼）を[Alt]／[option]キーを押しながらクリックし、表示される解析オプション選択ダイアログから指定します。

【MEMO】 解析項目を1つずつ追加する場合には、解析内容表示行[主成分分析]先頭の赤い三角ボタン（▼）からレポートオプションメニューを表示します。チェックマークの付いている項目が表示されています。JMPでは、主成分分析を以下の3つの方法で実施することができます（デフォルトは[相関行列から]です）。この方法で期待した結果が得られないときは、他の2つの方法を試してみましょう。

【MEMO】 JMPで因子分析を行うには、表示オプションとして[因子分析]を指定します。因子抽出方法として、主成分分析または最尤法のいずれかを選択します。

Step 7. 追加解析の結果が表示されます

固有値

番号	固有値	寄与率	20 40 60 80	累積寄与率	カイ2乗	自由度	p値(Prob>ChiSq)
1	1.7555	29.259		29.259	2444.61	14.810	<.0001*
2	1.3253	22.088		51.346	2034.36	11.658	<.0001*
3	1.0776	17.961		69.307	1779.44	8.094	<.0001*
4	0.9922	16.536		85.843	1572.47	4.866	<.0001*
5	0.7303	12.172		98.015	1162.67	2.143	<.0001*
6	0.1191	1.985		100.000			

固有値の大きなものから順に並べ，寄与率，累積寄与率，危険率p値などが表示されます。

固有ベクトル

	主成分1	主成分2	主成分3	主成分4	主成分5	主成分6
年齢	0.07612	-0.48307	0.59689	-0.10330	0.62550	
身長	0.46128	0.60943	0.14231	-0.21833	0.19687	0.55600
治療前体重	0.71589	0.07036	-0.12483	0.08711	0.15506	-0.65980
併用薬使用量	-0.29962	0.32017	-0.24166	0.60750	0.61633	
追跡期間	0.07808	0.16816	0.65398	0.61418	-0.39947	
BMI	0.41600	-0.50941	-0.34901	0.43336	-0.08072	0.50132

固有値の大きなものから順に，対応する固有ベクトルが表示されます。

Step 8. 因子分析を追加解析します

解析内容表示行［主成分分析］先頭の赤い三角ボタン（▼）を［Alt］／［option］キーを押しながらクリックし，解析オプション選択ダイアログで［因子分析］を指定します。

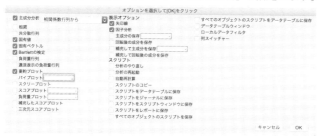

【MEMO】 解析項目を1つずつ追加する場合には，解析内容表示行［主成分分析］先頭の赤い三角ボタン（▼）からレポートオプションメニューを表示して［因子分析］を指定します。

- 主成分分析
  - 相関
  - 共分散行列
- ✓ 固有値
- ✓ 固有ベクトル
- ✓ Bartlettの検定
  - 負荷量行列
  - 濃淡表示の負荷量行列
  - 要約プロット
  - バイプロット
  - スクリープロット
  - スコアプロット
  - 負荷量プロット
  - 補完したスコアプロット
  - 三次元スコアプロット
  - 表示オプション
- ✓ 因子分析
  - 主成分の保存
  - 回転後の成分を保存
  - 補完して主成分を保存
  - 補完して回転後の成分を保存
  - スクリプト

以下のダイアログが表示されますので，条件を指定します。

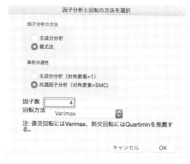

［因子分析の方法］
デフォルトとして，最尤法を指定します。

［事前共通性］
共通性の初期推定値として，共通因子分析（対角要素＝SMC）を指定します。

［因子数］ 求めたい因子数を入力します。

［回転方法］ 直交回転での回転解を希望する場合にはバリマックス（Varimax）法を，斜交回転での回転解を希望する場合にはクアルチミン（Quartimin）法を指定します。

設定が終了したら，［OK］をクリックします。

Step 9. 因子分析に関する解析結果（レポート）が表示されます

因子分析

▼因子分析: 最尤法/ Quartimin

指定した因子抽出方法による解析結果が表示されます。

回転前の因子負荷量

▼回転前の因子負荷量

	因子1	因子2	因子3	因子4
年齢	-0.124494	0.049040	0.091301	0.436745
身長	0.982413	0.060300		
治療前体重	0.502338	0.678675	-0.030668	0.148845
併用薬使用量	-0.050355	-0.141020	-0.053780	-0.428024
追跡期間	0.107159		0.994624	
BMI	-0.295690	0.973992		

計算により因子として導き出された変数の組み合わせ（ベクトル）について、回転操作を行っていない生のデータ（非回転因子）が表示されます。

最終的な共通性の推定値

▼最終的な共通性の推定値

年齢	0.21699
身長	0.96878
治療前体重	0.73604
併用薬使用量	0.20908
追跡期間	1.00092
BMI	1.03609

指定した抽出法により求められた共通性の推定値が表示されます。

有意性検定

▼有意性検定

検定	自由度	カイ2乗	p値(Prob>ChiSq)
H0: 共通因子が1つもない。 HA: 少なくとも1つの共通因子がある。	15.000	2443.078	<.0001

検定	自由度	カイ2乗	p値(Prob>ChiSq)
H0: 4因子で十分である。 HA: もっと多くの因子が必要である。	1.000	0.000	1.0000

因子の抽出方法として最尤法を指定した場合には、有意性検定の結果が表示されます。

回転後の因子負荷量

▼回転後の因子負荷量

	因子1	因子2	因子3	因子4
年齢	-0.09985	-0.02242	0.06746	0.45697
身長	0.98187	-0.20305	0.05171	-0.05867
治療前体重	0.62312	0.48967	0.02521	0.10396
併用薬使用量	-0.09843	-0.01798	0.07036	-0.43355
追跡期間	0.05656		0.99980	
BMI	-0.12251	1.02714	0.05816	-0.01172

指定した回転を行った因子（回転因子）が表示されます。

スクリープロット

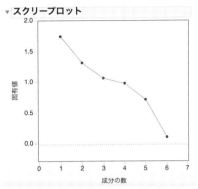

初期解の固有値を大きなものから順に並べた折れ線グラフが表示されます。

各因子によって説明される分散

▼各因子によって説明される分散

因子	分散	寄与率	累積寄与率
因子1	1.4025	23.375	23.375
因子2	1.3995	23.325	46.700
因子3	1.0118	16.864	63.564
因子4	0.5210	8.683	72.247

指定した抽出法により求められた各因子で説明される分散と寄与率、累積寄与率が表示されます。

因子負荷量プロット

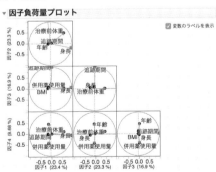

求められた全ての因子の組み合わせで因子負荷量プロットが表示されます。

6 対応のあるペアの解析 — 変化量を調べる

Step 1. データファイルを準備します

2つの連続尺度の変化量を,対応のある t 検定(パラメトリック法),ウィルコクソン(Wilcoxon)の符号付順位検定(ノンパラメトリック法),符号検定(ノンパラメトリック法)で比較検討します。JMPでは,以下のデータ形式が利用できます。

実験データ形式

2つの数値型変数(連続尺度・順序尺度),必要に応じて群を指定する変数(名義尺度・順序尺度)

治療前体重 (連続尺度)	治療後体重 (連続尺度)
52.3	49.2
56.7	53.8
39.5	39.8
︙	︙

集計データ形式

2つの数値型変数(連続尺度・順序尺度)と,その組み合わせの度数を表す1つの数値型変数

Step 2. [分析] → [対応のあるペア] を実行します

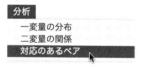

Step 3. 【対応のあるペア】ダイアログで,解析対象の列を割り当てます

解析対象に設定したい列を「列の選択」リストから選択し,役割ボタンをクリックします。

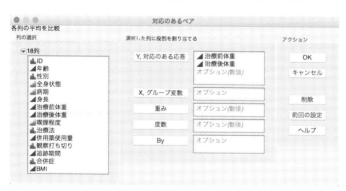

[Y,対応のある応答]

解析対象とする列(連続尺度,順序尺度の数値型)を2つ指定します。

必要に応じて,以下の情報を設定します。

[X,グループ変数]

グループ間で変化量を比較する場合には,群を分割する列(名義尺度・順序尺度)を指定します。

[重み]　重み付けを表す列(数値型)を指定します。
[度数]　集計データ形式の場合には,度数を表す列(数値型)を指定します。
[By]　解析を分割して実行したい場合には,群を分割する列(名義尺度・順序尺度)を指定します。

Step 4. 解析を実行します

列の割り当てが終了したら,「アクション」欄の[OK]をクリックします。

[前回の設定]を押すと,直前に実行された条件で変数が選択されます。

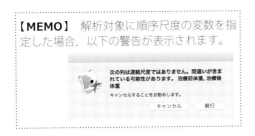

【MEMO】 解析対象に順序尺度の変数を指定した場合,以下の警告が表示されます。

Step 5. 対応のあるペアに関する解析結果(レポート)が表示されます

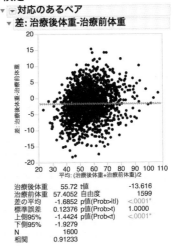

対応のある t 検定の結果が表示されます。

Step 6. 更に詳細な解析を行います

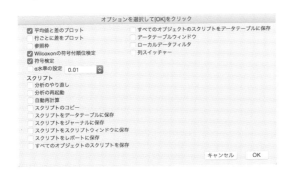

解析内容表示行[対応のあるペア]先頭の赤い三角ボタン(▼)を[Alt]/[option]キーを押しながらクリックし,表示される解析オプション選択ダイアログから指定します。

ノンパラメトリック法による検定を行う場合には,Wilcoxonの符号付順位検定および符号検定を追加解析します。解析オプションダイアログ,またはレポートオプションメニューで[Wilcoxonの符号付き順位検定]を指定します。

Step 7. 追加解析の結果が表示されます

行ごとに差をプロット

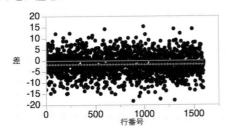

Wilcoxon の符号付順位検定

▼ Wilcoxonの符号付順位検定

　　　　　　　　　治療後体重-治療前体重
検定統計量S　　　　　　　　-236845
p値(Prob>|S|)　　<.0001*
p値(Prob>S)　　　1.0000
p値(Prob<S)　　　<.0001*

符号検定

▼ 符号検定

　　　　　　　　　治療後体重-治療前体重
検定統計量M　　　　　　　　-212.00
p値(Prob ≥ |M|)　　．
p値(Prob ≥ M)　　　．
p値(Prob ≤ M)　　　．

7 一元配置分析の解析―2群及び3群以上の複数群を比較する

Step 1. データファイルを準備します

JMPで2群及び3群以上の複数群の値を比較するには，二変量の関係を利用します。JMPでは，以下のデータ形式が利用できます。

目的変数（連続尺度）
1つの数値型変数

説明変数（名義尺度・順序尺度）
1つの群を指定する変数

病期 （順序尺度）	併用薬使用量 （連続尺度）
1	0.55
2	1.37
3	2.33
⋮	⋮

Step 2. ［分析］→［二変量の関係］を実行します

【MEMO】 JMPでは，2群及び3群以上の複数群の順序尺度の数値データを直接ノンパラメトリック法を用いて解析することができません。そこで，データの属性をいったん連続尺度に変更して一元配置分析を実行したうえで，追加解析としてノンパラメトリック法を適応します。

Step 3.【二変量の関係】ダイアログで，列を選択して役割を割り当てます

解析対象に設定したい列を「列の選択」リストから選択し，役割ボタンをクリックします。

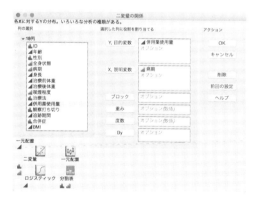

［**Y，目的変数**］ 目的変数として解析に組み込む列（連続尺度の数値型）を指定します。目的変数を2つ以上指定した場合には，それぞれの変数を目的変数として一元配置分析が行われます。

［**X，説明変数**］ 説明変数として解析に組み込む列（名義尺度または順序尺度）を指定します。説明変数を2つ以上指定した場合には，それぞれの変数を説明変数として一元配置分散分析が行われます。

必要に応じて，以下の情報を設定します。

［**ブロック**］ 各要因グループ内のデータ数がそろっている場合（釣り合い型データ；balanced data）で交互作用のない二元配置分散分析を行う場合に，第2因子とする列（名義尺度または順序尺度）を指定します。

［**重み**］ 重み付けを表す列（数値型）を指定します。

［**度数**］ 集計データ形式の場合には，度数を表す列（数値型）を指定します。

［**By**］ 解析を分割して実行したい場合には，群を分割する列（名義尺度・順序尺度）を指定します。

Step 4. 解析を実行します

列の割り当てが終了したら，「アクション」欄の［OK］をクリックします。
［前回の設定］を押すと，直前に実行された条件で変数が選択されます。

Step 5. 一元配置分析に関する解析結果（レポート）が表示されます

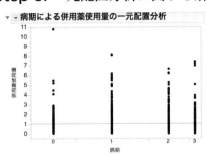

横軸に説明変数，縦軸に目的変数を割り当てた散布図が表示されます。

Step 6. 更に詳細な解析を行います

解析内容表示行［～の一元配置分析］先頭の赤い三角ボタン（▼）を［Alt］／［option］キーを押しながらクリックし，表示される解析オプション選択ダイアログから指定します。

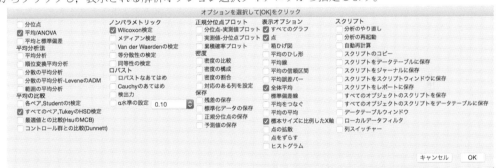

［平均の比較］

　各ペア,Studentのt検定
　すべてのペア,TukeyのHSD検定
　最適値との比較(HsuのMCB)
　コントロール群との比較(Dunnett)

指定した多重比較法を用いて，群間の平均値の比較を行います。

［ノンパラメトリックな多重比較］

　ペアごと Wilcoxon検定
　すべてのペア Steel-Dwass検定
　コントロール群との比較 Steel検定
　すべてのペア 併合順位のDunn検定
　コントロール群との比較 併合順位のDunn検定

ノンパラメトリックな多重比較検定を行います。

［ノンパラメトリック］

　Wilcoxon検定
　メディアン検定
　Van der Waerdenの検定
　ノンパラメトリックな多重比較　▶

ノンパラメトリック検定法による追加解析を行います。

【MEMO】　解析項目を１つずつ追加する場合には，解析内容表示行先頭の［～の一元配置分析］先頭の赤い三角ボタン（▼）からレポートオプションメニューを表示します。チェックマークの付いている項目が表示されています。

[保存]
- 残差の保存
- 標準化データの保存
- 正規分位点の保存
- 予測値の保存

指定した解析結果を，データシートに新しい列として追加します。

[表示オプション]
- ✓ すべてのグラフ
- ✓ 点
- 箱ひげ図
- 平均のひし形
- 平均線
- 平均の信頼区間
- ✓ 平均誤差バー
- ✓ 全体平均
- ✓ 標準偏差線
- ✓ 比較円
- 平均をつなぐ
- 平均の平均
- ✓ 標本サイズに比例したX軸
- 点の拡散
- 点をずらす
- ヒストグラム
- ✓ ロバスト平均の線

解析結果のグラフ(散布図)に表示する項目を指定します。

なお，以下の項目の詳細についてはJMPマニュアルを参照してください。

[平均分析法]
- 平均分析
- 順位変換平均分析
- 分散の平均分析
- 分散の平均分析-LeveneのADM
- 範囲の平均分析

[ロバスト]
- ロバストなあてはめ
- Cauchyのあてはめ

外れ値を考慮して，各群の平均値と標準誤差を求めます。

[正規分位点プロット]
- ✓ 分位点-実測値プロット
- 実測値-分位点プロット
- ✓ あてはめ線

[分位点-実測値プロット]と[実測値-分位点プロット]の2種類の正規分位点プロット，あてはめ線を表示します。

[累積確率プロット]

「一元配置」レポートのすべてのグループの累積分布関数が表示されます。各水準に対する応答変数の分布を比較する場合に役立ちます。

[密度]
- ✓ 密度の比較
- 密度の構成
- 密度の割合

[密度]オプションで描かれるグラフは，応答変数の分布や構成を各水準で比較します。

- [密度の比較] 各グループの密度推定値(カーネル密度推定値)を表す滑らかな曲線が表示されます。
- [密度の構成] グループの度数で重み付けされた密度の合計がグラフで表示されます。
- [密度の割合] 各グループが全体の密度に寄与している割合がグラフで表示されます。

[対応のある列を設定...]

対応のある分析を行う場合には，対応のある変数を設定します。対応のある分散分析などで利用されます。

Step 7(A). 追加解析の結果が表示されます（2群の場合）

対応のない2群の比較に関する情報が表示されます。

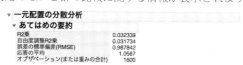

t 検定（Student の t 検定）

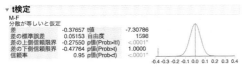

　分散が等しいと仮定して，対応のない t 検定を行います。危険率 p 値が有意水準より小さい場合，有意差があると判定します。

個々の分散を用いた t 検定（Welch の検定）

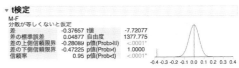

　分散が等しくないと仮定して，対応のない t 検定を行います。危険率 p 値が有意水準より小さい場合，有意差があると判定します。

Wilcoxon/Kruskal-Wallis の検定（順位和）

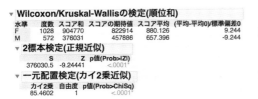

　ノンパラメトリック検定である Wilcoxon 順位和検定（Mann-Whitney U 検定と同じ）を用いて 2 群を比較します。危険率 p 値が有意水準より小さい場合，有意差があると判定します。

同等性の検定（Kolmogorov-Smirnov 検定）

実質的な差と判断する基準を指定します。

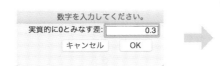

　求められた 2 つの危険率 p 値の最大値が有意水準よりも小さい場合，同等と見なされると判定します。

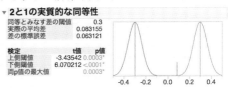

Step 7(B). 追加解析の結果が表示されます（3 群以上の場合）

平均と標準偏差

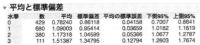

　各群の平均について，標準誤差，平均の信頼区間が表示されます。

分位点

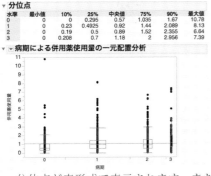

　分位点が表形式で表示されます。また，散布図に箱ひげ図が追加表示されます。

平均の比較（多重比較）

（Student の t 検定，Tukey の HSD 検定）

文字の接続レポート

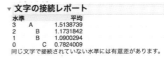

　同じ文字で表示されている群には有意差がなく，別の文字で表示されている群には有意差があります。

差の順位レポート

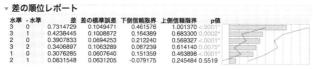

危険率 p 値が小さい組み合わせについて，有意差があると判定します。

（Hsu の MCB 検定）

最小／最大との比較

危険率 p 値が小さい組み合わせについて，有意差があると判定します。

（Dunnett の検定）

LSD 閾値行列

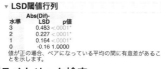

危険率 p 値が小さい組み合わせについて，有意差があると判定します。

ノンパラメトリック検定

・Wilcoxon/Kruskal-Wallis の検定（順位和）　・メディアン検定

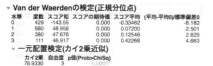

・Van der Waerden の検定

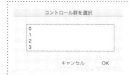

危険率 p 値が小さい組み合わせについて，有意差があると判定します。

【MEMO】コントロール群の選択
コントロール群を指定する必要がある検定では，コントロール群をダイアログで指定し，［OK］をクリックします。すると，解析結果が表形式で表示されます。

ノンパラメトリック多重比較

・Wilcoxon 検定

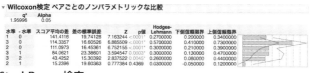

危険率 p 値が小さい組み合わせについて，有意差があると判定します。

・Steel-Dwass 検定

危険率 p 値が小さい組み合わせについて，有意差があると判定します。

・Steel 検定

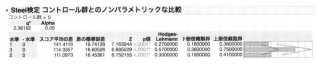

危険率 p 値が小さい組み合わせについて，有意差があると判定します。

・併合順位による Dunn 検定（すべてのペアの比較）

```
▼ 併合順位によるDunn検定
  すべてのペアのノンパラメトリックな比較
水準 -水準  スコア平均の差  差の標準誤差    Z       p値
3    0      359.1137      49.18560   7.301195  <.0001*
2    0      221.2698      32.53756   6.800442  <.0001*
1    0      199.8393      28.47829   7.017253  <.0001*
3    1      159.2728      47.28283   3.368513   0.0045*
3    2      137.8412      49.83319   2.766053   0.0340*
2    1       21.4290      29.58271   0.724375   1.0000
```

危険率 p 値が小さい組み合わせについて，有意差があると判定します。

・併合順位による Dunn 検定（コントロール群との比較）

```
▼ 併合順位によるDunn検定
  コントロール群とのノンパラメトリックな比較
コントロール群 = 0
水準 -水準  スコア平均の差  差の標準誤差    Z       p値
3    0      359.1137      49.18560   7.301195  <.0001*
2    0      221.2698      32.53756   6.800442  <.0001*
1    0      199.8393      28.47829   7.017253  <.0001*
```

危険率 p 値が小さい組み合わせについて，有意差があると判定します。

等分散性の検定

検定	F値	分子自由度	分母自由度	p値(Prob>F)
O'Brien[.5]	2.2282	3	1596	0.0831
Brown-Forsythe	8.4005	3	1596	<.0001*
Levene	10.5778	3	1596	<.0001*
Bartlett	15.0860	3	.	<.0001*

各群の分散が等しいかどうかを，4種類の方法で検定します。

Welch の検定

```
▼ Welchの検定
Welchの分散分析：分散が異なる場合の平均に対する検定
 F値    分子自由度  分母自由度  p値(Prob>F)
19.7278     3       428.69      <.0001*
```

該当する方法の詳細は，参考図書や JMP のヘルプファイルなどを参照してください。

検出力の詳細

```
▼ 検出力の詳細
病期
クリックして1つか2つ、または連続する値をそれぞれに入力する。
         α       σ        δ       数
開始値： 0.050  0.985516  0.195878  1600
終了値：  .       .        .
間隔：    .       .        .

□ 検出力を求める
□ 最小有意数を求める
□ 最小有意値を求める
□ 調整済み検出力と信頼区間

[完了] [キャンセル] [ヘルプ]
シーケンスのすべての組み合わせに対して計算。
```

解析対象データに基づき，検出力，最小有意（データ）数，最小有意値などを計算することができます。

検出力は，グループ間に実際に差がある場合に検定が有意となる確率（p 値 < α）を意味し，標本数，効果の大きさ，誤差の標準偏差および有意水準によって求められます。

> 【MEMO】 最小有意値（LSV：least significant value）
> p 値が特定の値になるようなパラメータ（もしくはパラメータ関数）の値で，ある値以下に p 値がなって有意と判断される最小の効果の大きさを表します。

平均／ANOVA

一元配置の分散分析に関する情報が表示されます。また，散布図に平均・信頼区間を示す菱形が追加表示されます。

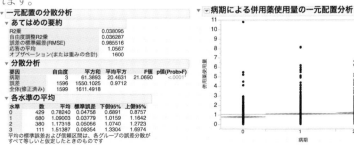

8 分散分析・共分散分析 ― モデルのあてはめによる解析（1）

Step 1. データファイルを準備します

JMPで分散分析・共分散分析を行うには，モデルのあてはめを利用します。JMPでは，以下のデータ形式が利用できます。

目的変数（連続尺度）
　1つの数値型変数

説明変数（名義尺度・順序尺度）
　群を指定する変数

説明変数（連続尺度）
　共変量を指定する変数

性別 （名義尺度）	病期 （順序尺度）	治療前体重 （連続尺度）	併用薬使用量 （連続尺度）
M	2	52.7	0
F	1	52.5	1.24
F	3	64.1	0.14
:	:	:	:

なお，組み合わせの度数を表す1つの数値型変数を追加して追加データとして解析することもできます。

Step 2. ［分析］→［モデルのあてはめ］を実行します

分析
　一変量の分布
　二変量の関係
　対応のあるペア
　表の作成
　モデルのあてはめ

Step 3.【モデルのあてはめ】ダイアログで，解析対象の列を割り当てます

3-1 解析対象に設定したい列を「列の選択」リストから選択し，役割ボタンをクリックします。

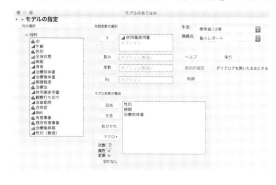

役割変数の選択

［**Y，目的変数**］　目的変数として解析に組み込む列（連続尺度の数値型）を指定します。

必要に応じて，以下の情報を設定します。

［**重み**］　重み付けを表す列（数値型）を指定します。

［**度数**］　集計データ形式の場合には，度数を表す列（数値型）を指定します。

［**By**］　解析を分割して実行したい場合には，群を分割する列（名義尺度・順序尺度）を指定します。

モデル効果の構成

［**追加**］　単独で与える影響を検討したい説明変数を指定します。

［**交差**］　2つ以上の変数を交差させた影響を検討したい場合には，それらの変数を選択してからこのボタンをクリックします。

［**枝分かれ**］　枝分かれ効果を検討したい説明変数を指定します。

[マクロ]
  完全実施要因
  設定された次数まで
  すべての組み合わせ
  応答曲面
  配合応答曲面
  多項式の次数
  Scheffeの3次多項式
  動径

標準的なモデルの効果を自動作成するコマンドが，メニュー形式で提供されます。

[次数]
交互作用の次数を決めて要因モデルを作成するには，ここに上限の次数を入力してから[マクロ]→[設定された次数まで]を実行します。

[属性]
  変量効果
  応答曲面効果
  対数分散効果
  配合効果
  除外した効果
  節点スプライン効果

効果に割り当てる属性をメニューから指定します。

[変換]
  なし
  対数
  平方根
  2乗
  逆数
  指数
  Arrhenius
  Arrhenius逆変換
  Logit
  Logistic
  LogitPct
  LogisticPct

効果またはY列を変換する方法を，メニューの関数から指定します。

[切片なし] 切片（定数項）を含まないモデルを作成したい場合には，ここをチェックします。

3-2 ポップアップメニューで解析手法を指定します。

✓ 標準最小2乗
  ステップワイズ法
  MANOVA
  対数線形-分散
  名義ロジスティック
  順序ロジスティック
  比例ハザード
  生存時間(パラメトリック)
  一般化線形モデル
  応答のスクリーニング

[手法]
指定した説明変数をすべて組み込む場合には，[標準最小2乗]を選択します。
指定した説明変数から統計学的に有意な変数のみを組み込む場合には，[ステップワイズ法]を選択します。

【MEMO】 JMPでは，割り当てた変数の属性に応じて，実施できない手法が自動的に選択不可となります。

3-3 分析レポートで最初に表示されるプロットの種類を選択します。

[強調点]

効果てこ比   てこ比プロットと残差プロットが表示されます。
要因のスクリーニング モデル全体に関する情報，パラメータ推定値とそのグラフ，予測プロファイルが表示されます。
最小レポート   回帰プロットのみが表示されます。

  効果てこ比
  要因のスクリーニング
  ✓ 最小レポート

Step 4. 解析を実行します

[実行] 列の割り当てが終了したら，[実行]をクリックします。
[前回の設定] [前回の設定]を押すと，直前に実行された条件で変数が選択されます。
[ダイアログを開いたままにする] モデルに変更を加えて何度もあてはめを行う場合には，ダイアログを開いたままにしておくのが便利です。

Step 5. 分散分析・共分散分析に関する解析結果（レポート）が表示されます

効果の要約

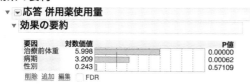

従属変数の重要性（p値）を対数で表示します。

あてはめの要約

あてはめの要約	
R2乗	0.056184
自由度調整R2乗	0.053223
誤差の標準偏差(RMSE)	0.976818
Yの平均	1.0567
オブザベーション(または重みの合計)	1600

分散分析・共分散分析のあてはめに関する基本情報が表示されます。

分散分析

分散分析				
要因	自由度	平方和	平均平方	F値
モデル	5	90.5397	18.1079	18.9776
誤差	1594	1520.9520	0.9542	p値(Prob>F)
全体(修正済み)	1599	1611.4918		<.0001*

誤差に関する分散分析表が表示されます。ここに表示される危険率p値が小さい場合，あてはまりが良いと判断します。

あてはまりの悪さ（LOF）

あてはまりの悪さ(LOF)				
要因	自由度	平方和	平均平方	F値
あてはまりの悪さ(LOF)	952	930.1264	0.977024	1.0616
純粋誤差	642	590.8256	0.920289	p値(Prob>F)
合計誤差	1594	1520.9520		0.2056
				最大R2乗
				0.6334

モデルの適合度に対する検定結果が表示されます。ここに表示される危険率p値が小さい場合，あてはまりが悪いと判断します。

パラメータ推定値

パラメータ推定値				
項	推定値	標準誤差	t値	p値(Prob>|t|)
切片	1.6144515	0.160071	10.09	<.0001*
性別[F]	0.0273979	0.048358	0.57	0.5711
病期[1-0]	0.1565785	0.094739	1.65	0.0986
病期[2-1]	0.0607202	0.064255	0.94	0.3449
病期[3-2]	0.3232362	0.10544	3.07	0.0022*
治療前体重	-0.012564	0.002559	-4.91	<.0001*

要因に指定した変数ごとに係数（パラメータ）と標準誤差が表示されます。危険率p値が小さい変数では，係数が0でない（＝意味がある）と判断されます。

効果の検定

効果の検定					
要因	パラメータ数	自由度	平方和	F値	p値(Prob>F)
性別	1	1	0.306280	0.3210	0.5711
病期	3	3	16.575935	5.7907	0.0006*
治療前体重	1	1	23.002949	24.1077	<.0001*

要因に指定した変数ごとに「効果のすべての係数（パラメータ）が0である」かどうかを検定します。3つ以上の分類を持つ名義尺度・順序尺度の変数など，パラメータが複数存在する場合に利用します。パラメータ推定値がすべて有意でなくても，効果が有意であるかどうかを評価することができます。

効果の詳細

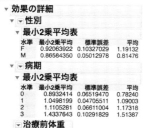

要因に指定した変数ごとに，目的変数に与える効果を表形式で表示します。

【MEMO】 効果の詳細に表示されている変数の行先頭の赤い三角ボタン（▼）を[Alt]／[option]キーを押しながらクリックすると，追加項目を直接設定できます。

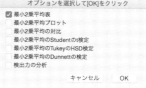

Step 6. 更に詳細な解析を行います

詳細な解析項目をダイアログから追加する場合には，解析内容表示行［応答］先頭の赤い三角ボタン（▼）を［Alt］／［option］キーを押しながらクリックし，表示される解析オプション選択ダイアログから指定します。

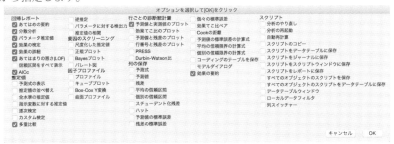

多重比較を追加検定する場合には多重比較のダイアログで多重比較する要因（効果），比較検定方法を追加指定します。

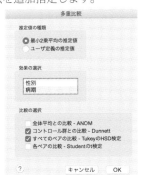

【MEMO】 3分類以上が含まれる変数を多重比較の効果に指定した場合には，次のようにどの群をコントロール群とするのかを指示します。

なお，本書で取り上げられていない項目の詳細については，JMPマニュアルを参照してください。

【MEMO】 解析項目を1つずつ追加する場合には，解析内容表示行先頭の［応答］先頭の赤い三角ボタン（▼）からレポートオプションメニューを表示します。チェックマークの付いている項目が表示されています。

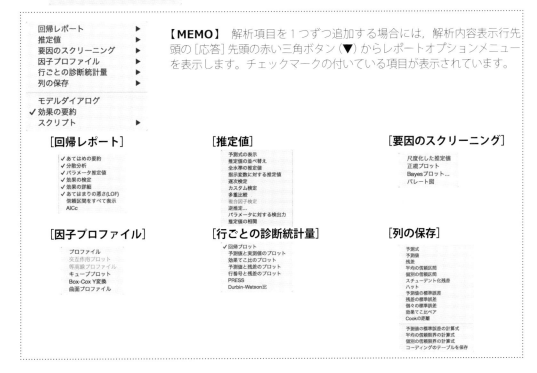

Step 7. 追加解析の結果が表示されます

パラメータ推定値（標準β，VIF）

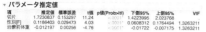

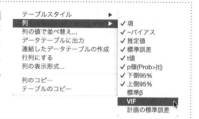

【MEMO】 目的変数への影響度を表す標準β（標準偏回帰係数）と多重共線性を検討する際に利用されるVIF（variance inflation factors）を追加表示させるには，パラメータ推定値（表）を右クリック（Macでは［control］キーを押しながらクリック）して表示される［列］メニューから［標準β］，［VIF］を選択します。

AICc，BIC

AICc	BIC
4484.904	4506.39

修正済み赤池情報量規準（AICc：corrected Akaike's information criterion）とベイズ情報量規準（BIC：Bayesian information criterion）を表示します。

回帰プロット

要因として1つの連続尺度の列を指定した共分散分析の場合に表示されます（要因として3つ以上の列を指定した場合には表示されません）。

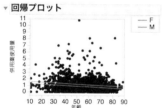

てこ比プロット

要因に割り当てられた変数が目的変数へ及ぼす影響を，散布図と信頼区間のグラフで表します。

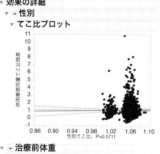

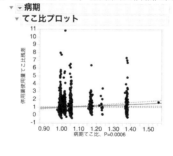

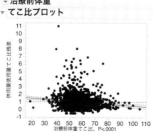

多重比較（全体平均との比較）

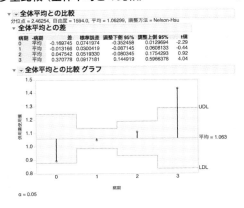

多重比較（コントロール群との比較）

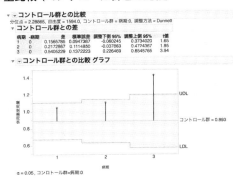

多重比較（すべてのペアの比較）

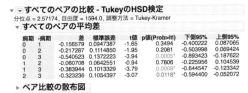

多重比較（各ペアの比較）

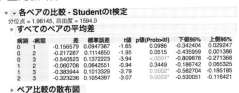

予測プロファイル

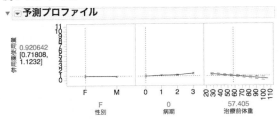

要因に割り当てられた変数が目的変数へ及ぼす影響を，平均値を比較するグラフで表します。

交互作用プロファイル

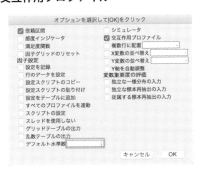

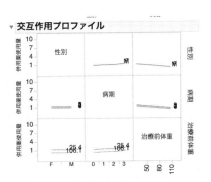

この解析を追加するには，[予測プロファイル] 先頭の赤い三角ボタン（▼）を [Alt]／[option] キーを押しながらクリックし，表示される解析オプション選択ダイアログから [交互作用] プロファイルを指定します。

2つの要因による交互作用を，平均値を比較するグラフで表します。

9 反復測定分散分析 — モデルのあてはめによる解析（2）

Step 1. データファイルを準備します

　JMPで反復測定モデルの分散分析を行うには2つの方法がありますが，通常は多変量の反復測定を用いる方法を利用します。この方法は理論的に適切であるものの，測定時点での欠測値が認められる被験者（個体）のすべてのデータが解析対象から除外されます。

目的変数（連続尺度）
　　反復測定モデル（複数の対応する変数）の数値型変数

説明変数（名義尺度・順序尺度）
　　要因（群）を指定する変数

病期 (名義/順序尺度)	治療前体重 (連続尺度)	治療後体重 (連続尺度)	治療後3ヶ月体重 (連続尺度)
2	46.7	54.2	71.4
1	52.3	39.2	57.0
3	56.7	63.8	93.1
:	:	:	:

　なお，組み合わせの度数を表す1つの数値型変数を追加して集計データ形式として解析することもできます。

Step 2. ［分析］→［モデルのあてはめ］を実行します

分析
　一変量の分布
　二変量の関係
　対応のあるペア
　表の作成
　モデルのあてはめ

Step 3. 【モデルのあてはめ】ダイアログで，解析対象の列を割り当てます

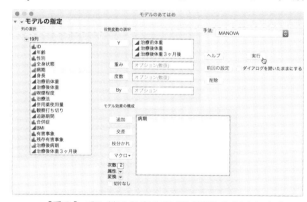

　解析対象に設定したい列を「列の選択」リストから選択し，役割ボタンをクリックします。

役割変数の選択

[**Y**] 反復測定データが収納されている複数の列（連続尺度の数値型）を指定します。

　必要に応じて，以下の情報を設定します。

[**重み**] 重み付けを表す列（数値型）を指定します。
[**度数**] 集計データ形式の場合には，度数を表す列（数値型）を指定します。
[**By**] 解析を分割して実行したい場合には，群を分割する列（名義尺度・順序尺度）を指定します。

モデル効果の構成

[追加] 単独で与える影響を検討したい説明変数を指定します。

[交差] 2つ以上の変数を交差させた影響を検討したい場合には，それらの変数を選択してからこのボタンをクリックします。

[枝分かれ] 枝分かれ効果を検討したい説明変数を指定します。

[マクロ]
- 完全実施要因
- 設定された次数まで
- すべての組み合わせ
- 応答曲面
- 配合応答曲面
- 多項式の次数
- Scheffeの3次多項式
- 動径

標準的なモデルの効果を自動作成するコマンドが，メニュー形式で提供されます。

[次数] 交互作用の次数を決めて要因モデルを作成するには，ここに上限の次数を入力してから［マクロ］→［設定された次数まで］を実行します。

[属性]
- 変量効果
- 応答曲面効果
- 対数分散効果
- 配合効果
- 除外した効果
- 節点スプライン効果

効果に割り当てる属性を，メニューから指定します。

[変換]
- なし
- 対数
- 平方根
- 2乗
- 逆数
- 指数
- Arrhenius
- Arrhenius逆変換
- Logit
- Logistic
- LogitPct
- LogisticPct

効果またはY列を変換する方法を，メニューの関数から指定します。

[切片なし] 切片（定数項）を含まないモデルを作成したい場合には，ここをチェックします。

手法

- 標準最小2乗
- ステップワイズ法
- ✓ MANOVA
- 対数線形-分散

ポップアップメニューで，[MANOVA] に指定します。

【MEMO】 JMPでは，割り当てた変数の属性に応じて，実施できない手法が自動的に選択不可となります。

Step 4. 解析を実行します

[実行]　列の割り当てが終了したら，[実行] をクリックします。

[前回の設定]　[前回の設定] を押すと，直前に実行された条件で変数が選択されます。

[ダイアログを開いたままにする]　モデルに変更を加えて何度もあてはめを行う場合には，ダイアログを開いたままにしておくのが便利です。

Step 5. 指定した説明変数・目的変数に応じて解析結果（レポート）が表示されます

応答の指定

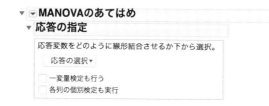

応答変数の指定方法を変更します。

パラメータ推定値

基準となる条件の平均値が切片に，その群に対する差が各々の行に表示されます。

最小2乗平均

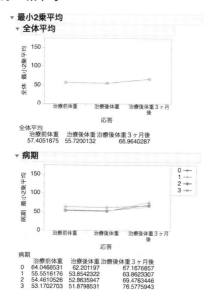

条件によって指定された目的変数の平均値がグラフとして表示されています。

Step 6. 更に詳細な解析を行います

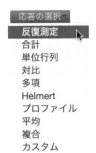

「応答の指定」設定パネルで[応答の選択]メニューから[反復測定]を指定します。

ダイアログで，反復測定の効果の名称を入力します。

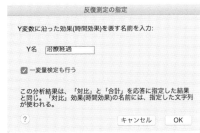

[一変量検定も行う]
解析結果に一変量検定を表示します。

Step 7. 反復測定データの解析結果が表示されます

個体間

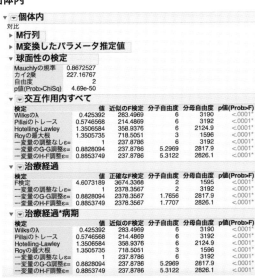

モデル効果に指定した説明変数の影響を検討した結果が表示されます。

個体内

反復測定の影響を検討した結果が表示されます。

解析内容表示行先頭の赤い三角ボタン（▼）をクリックすると追加解析ができますが，本書では取り上げません。これらの項目の詳細については，JMPマニュアルを参照してください。

10 重回帰分析 ─ モデルのあてはめによる解析（3）

Step 1. データファイルを準備します

JMP で重回帰分析を行うには，モデルのあてはめを利用します。JMP では，以下のデータ形式が利用できます。

目的変数が1つの連続尺度（数値データ）
　分散分析・共分散分析・重回帰分析

説明変数として1つ以上の連続尺度（数値データ）
　説明変数として分類尺度／順序尺度が含まれても，ダミー変数に変換されて重回帰分析を行います。

性別 (名義尺度)	身長 (連続尺度)	治療前体重 (連続尺度)	治療後体重 (連続尺度)
M	142.1	39.5	49.2
F	144.1	43.9	53.8
F	168.5	54.1	39.8
⋮	⋮	⋮	⋮

なお，組み合わせの度数を表す1つの数値型変数を追加して集計データ形式として解析することもできます。

Step 2. ［分析］→［モデルのあてはめ］を実行します

分析
　一変量の分布
　二変量の関係
　対応のあるペア
　表の作成
　モデルのあてはめ

Step 3.【モデルのあてはめ】ダイアログで，解析対象の列を割り当てます

3-1 解析対象に設定したい列を「列の選択」リストから選択し，役割ボタンをクリックします。

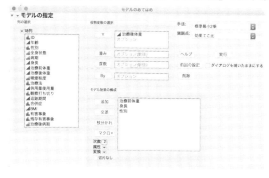

役割変数の選択

［Y，目的変数］目的変数として解析に組み込む列（連続尺度の数値型）を指定します。

必要に応じて，以下の情報を設定します。

［重み］　重み付けを表す列（数値型）を指定します。

［度数］　集計データ形式の場合には，度数を表す列（数値型）を指定します。

［By］　解析を分割して実行したい場合には，群を分割する列（名義尺度・順序尺度）を指定します。

モデル効果の構成

［追加］　単独で与える影響を検討したい説明変数を指定します。

［交差］　2つ以上の変数を交差させた影響を検討したい場合には，それらの変数を選択してからこのボタンをクリックします。

［枝分かれ］　枝分かれ効果を検討したい説明変数を指定します。

[マクロ]
　完全実施要因
　設定された次数まで
　すべての組み合わせ
　応答曲面
　配合応答曲面
　多項式の次数
　Scheffeの3次多項式
　動径

標準的なモデルの効果を自動作成するコマンドが，メニュー形式で提供されます。

[属性]
　変量効果
　応答曲面効果
　対数分散効果
　配合効果
　除外した効果
　節点スプライン効果

効果に割り当てる属性を，メニューから指定します。

[次数]
　交互作用の次数を決めて要因モデルを作成するには，ここに上限の次数を入力してから[マクロ]→[設定された次数まで]を実行します。

[変換]
　効果またはY列を変換する方法を，メニューの関数から指定します。

[切片なし]　切片（定数項）を含まないモデルを作成したい場合には，ここをチェックします。

3-2 ポップアップメニューで解析手法を指定します。

　✓ 標準最小2乗
　　ステップワイズ法
　　MANOVA
　　対数線形-分散
　　名義ロジスティック
　　順序ロジスティック
　　比例ハザード
　　生存時間(パラメトリック)
　　一般化線形モデル
　　応答のスクリーニング

[手法]
　指定した説明変数をすべて組み込む場合には，[標準最小2乗]を選択します。
　指定した説明変数から統計学的に有意な変数のみを組み込む場合には，[ステップワイズ法]を選択します。

【MEMO】 JMPでは，割り当てた変数の属性に応じて，実施できない手法が自動的に選択不可となります。

3-3 分析レポートで最初に表示されるプロットの種類を[強調点]から選択します。

　　効果てこ比
　　要因のスクリーニング
　✓ 最小レポート

[効果てこ比]
　てこ比プロットと残差プロットが表示されます。

[要因のスクリーニング]
　モデル全体に関する情報，パラメータ推定値とそのグラフ，予測プロファイルが表示されます。

[最小レポート]
　回帰プロットのみが表示されます。

Step 4. 解析を実行します

[実行]　　　列の割り当てが終了したら，[実行]をクリックします。
[前回の設定]　[前回の設定]を押すと，直前に実行された条件で変数が選択されます。
[ダイアログを開いたままにする]　モデルに変更を加えて何度もあてはめを行う場合には，ダイアログを開いたままにしておくのが便利です。

Step 5. 重回帰分析の解析結果（レポート）が表示されます

効果の要約

要因	対数価値		P値
治療前体重	505.281		0.00000
身長	1.998		0.01005
性別	0.344		0.45335

従属変数の重要性（価値）を対数で表示します。

あてはめの要約

R2乗	0.833329
自由度調整R2乗	0.833015
誤差の標準偏差(RMSE)	4.942096
Yの平均	55.71993
オブザベーション（または重みの合計）	1599

重回帰分析のあてはめに関する基本情報が表示されます。

分散分析

要因	自由度	平方和	平均平方	F値
モデル	3	194777.49	64925.8	2658.246
誤差	1595	38956.78	24.4	p値(Prob>F)
全体（修正済み）	1598	233734.26		<.0001*

誤差に関する分散分析表が表示されます。ここに表示される危険率 p 値が小さい場合、あてはまりが良いと判断します。

あてはまりの悪さ（LOF）

要因	自由度	平方和	平均平方	F値
あてはまりの悪さ(LOF)	1577	38534.905	24.4356	1.0426
純粋誤差	18	421.873	23.4374	p値(Prob>F)
合計誤差	1595	38956.778		0.4945
				最大R2乗
				0.9982

モデルの適合度に対する検定結果が表示されます。ここに表示される危険率 p 値が小さい場合、あてはまりが悪いと判断します。

パラメータ推定値

項	推定値	標準誤差	t値	p値(Prob>|t|)
切片	5.477097	2.950848	1.86	0.0636
治療前体重	1.0172818	0.014063	72.34	<.0001*
身長	-0.050717	0.019678	-2.58	0.0100*
性別[F]	-0.125354	0.167134	-0.75	0.4534

変数ごとに係数（パラメータ）と標準誤差が表示されます。危険率 p 値が小さい変数では、係数が 0 でない（＝意味がある）と判断されます。

Step 6. 更に詳細な解析を行います

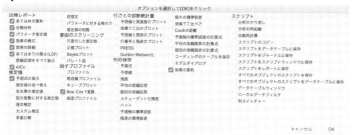

詳細な解析項目をダイアログから追加する場合には、解析内容表示行［応答］先頭の赤い三角ボタン（▼）を［Alt］／［option］キーを押しながらクリックし、表示される解析オプション選択ダイアログから指定します。

【MEMO】 解析項目を 1 つずつ追加する場合には、解析内容表示行先頭の［応答］先頭の赤い三角ボタン（▼）からレポートオプションメニューを表示します。チェックマークの付いている項目が表示されています。

回帰レポート
- ✓ あてはめの要約
- ✓ 分散分析
- ✓ パラメータ推定値
- ✓ 効果の検定
- ✓ 効果の詳細
- ✓ あてはまりの悪さ(LOF)
- 信頼区間をすべて表示
- ✓ AICc

推定値
- ✓ 予測式の表示
- 推定値の並べ替え
- 全水準の推定値
- 指示変数に対する推定値
- 逐次検定
- カスタム検定
- 多重比較
- 複合因子検定
- 逆推定...
- パラメータに対する検出力
- 推定値の相関

列の保存
- 予測式
- 予測値
- 残差
- 平均の信頼区間
- 個別の信頼区間
- スチューデント化残差
- ハット
- 予測値の標準誤差
- 残差の標準誤差
- 個々の標準誤差
- 効果てこ比ペア
- Cookの距離
- 予測値の標準誤差の計算式
- 平均の信頼限界の計算式
- 個別の信頼限界の計算式
- コーディングのテーブルを保存

行ごとの診断統計量
- ✓ 予測値と実測値のプロット
- 効果てこ比のプロット
- ✓ 予測値と残差のプロット
- 行番号と残差のプロット
- PRESS
- Durbin-Watson比

因子プロファイル
- プロファイル
- 交互作用プロット
- 等高線プロファイル
- キューブプロット
- ✓ Box-Cox Y変換
- 曲面プロファイル

なお,本書で取り上げられていない項目の詳細については,JMPマニュアルを参照してください。

Step 7. 追加解析の結果が表示されます

パラメータ推定値

項	推定値	標準誤差	t値	p値(Prob>|t|)	下側95%	上側95%	標準β	VIF
切片	5.477097	2.950848	1.86	0.0636	-0.310852	11.265046	0	
治療前体重	1.0172818	0.014063	72.34	<.0001*	0.9896982	1.0448653	0.928508	1.5766431
性別[F]	-0.125354	0.167134	-0.75	0.4534	-0.453179	0.2024711	-0.00994	1.6793718
身長	-0.050717	0.019678	-2.58	0.0100*	-0.089315	-0.012119	-0.03631	1.8994635

【MEMO】 目的変数への影響度を表す標準β(標準偏回帰係数)と多重共線性を検討する際に利用されるVIF(variance inflation factors)を追加表示させるには,パラメータ推定値(表)をコントロール・キーを押しながらクリック(Windowsでは右クリック)して表示される[列]メニューから[標準β],[VIF]を選択します。

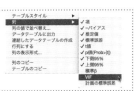

AICc,BIC

AICc	BIC
9653.529	9680.377

修正済み赤池情報量規準(AICc:corrected Akaike's information criterion)とベイズ情報量規準(BIC:Bayesian information criterion)を表示します。

予測式

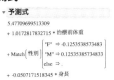

求められた回帰関数が数式で表示されます。

予測値と実測値のプロット

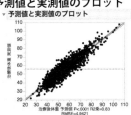

横軸に目的変数の予測値,縦軸に実測値をプロットします。あてはまりが良い場合には,直線上に分布します。

予測値と残差のプロット

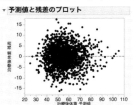

横軸に(目的変数の)予測値,縦軸に目的変数の残差(=実測値-予測値)をプロットします。

Box-Cox 変換

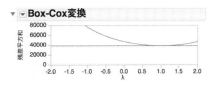

目的変数が適合する(残差平方和が最小となる)べき変換の乗数(λ)を算出します。

11 ロジスティック回帰分析 ― モデルのあてはめによる解析（4）

Step 1. データファイルを準備します

JMPでロジスティック回帰分析を行うには，モデルのあてはめを利用します。JMPでは，以下のデータ形式が利用できます。

目的変数（名義尺度・順序尺度）
説明変数（名義尺度・順序尺度・連続尺度）

なお，組み合わせの度数を表す1つの数値型変数を追加して集計データ形式として解析することもできます。

年齢 (連続尺度)	性別 (名義尺度)	病期 (順序尺度)	有害事象 (名義尺度)
73	M	2	あり
58	F	1	あり
62	F	3	なし
⋮	⋮	⋮	⋮

Step 2. ［分析］→［モデルのあてはめ］を実行します

```
分析
  一変量の分布
  二変量の関係
  対応のあるペア
  表の作成
  モデルのあてはめ
```

Step 3.【モデルのあてはめ】ダイアログで，解析対象の列を割り当てます

解析対象に設定したい列を「列の選択」リストから選択し，役割ボタンをクリックします。

役割変数の選択

- **[Y]** 目的変数として解析に組み込む列（名義尺度または順序尺度）を指定します。

必要に応じて，以下の情報を設定します。

- **[重み]** 重み付けを表す列（数値型）を指定します。
- **[度数]** 集計データ形式の場合には，度数を表す列（数値型）を指定します。
- **[By]** 解析を分割して実行したい場合には，群を分割する列（名義尺度・順序尺度）を指定します。

モデル効果の構成

[追加] 単独で与える影響を検討したい説明変数を指定します。

[交差] 2つ以上の変数を交差させた影響を検討したい場合には，それらの変数を選択してからこのボタンをクリックします。

[枝分かれ] 枝分かれ効果を検討したい説明変数を指定します。

[マクロ]
    完全実施要因
    設定された次数まで
    すべての組み合わせ
    応答曲面
    配合応答曲面
    多項式の次数
    Scheffeの3次多項式
    動径

標準的なモデルの効果を自動作成するコマンドが，メニュー形式で提供されます。

[次数] 交互作用の次数を決めて要因モデルを作成するには，ここに上限の次数を入力してから[マクロ]→[設定された次数まで]を実行します。

[属性]
    変量効果
    応答曲面効果
    対数分散効果
    配合効果
    除外した効果
    節点スプライン効果

効果に割り当てる属性を，メニューから指定します。

[変換]
    なし
    対数
    平方根
    2乗
    逆数
    指数
    Arrhenius
    Arrhenius逆変換
    Logit
    Logistic
    LogitPct
    LogisticPct

効果またはY列を変換する方法を，メニューの関数から指定します。

[切片なし] 切片（定数項）を含まないモデルを作成したい場合には，ここをチェックします。

手法

ポップアップメニューで解析手法を指定します。

指定した説明変数をすべて組み込む場合，目的変数が名義尺度の場合には[**名義ロジスティック**]を，順序尺度の場合には[**順序ロジスティック**]を選択します。

指定した説明変数から統計学的に有意な変数のみを組み込む場合には，[ステップワイズ法]を選択します。

【MEMO】 JMPでは，割り当てた変数の属性に応じて，実施できない手法が自動的に選択不可となります。

Step 4. 解析を実行します

[実行]　列の割り当てが終了したら，[実行]をクリックします。

[前回の設定]　[前回の設定]を押すと，直前に実行された条件で変数が選択されます。

[ダイアログを開いたままにする]　モデルに変更を加えて何度もあてはめを行う場合には，ダイアログを開いたままにしておくのが便利です。

Step 5. 指定した説明変数・目的変数に応じて解析結果（レポート）が表示されます

効果の要約

▼ 名義ロジスティックのあてはめ 有害事象
▼ 効果の要約

要因	対数価値		P値
性別	15.687		0.00000
年齢	1.165		0.06841
病期	0.004		0.98993

従属変数の重要性（価値）を対数で表示します。

モデル全体の検定

▼ モデル全体の検定

モデル	(-1)*対数尤度	自由度	カイ2乗	p値(Prob>ChiSq)
差	97.0156	5	194.0312	<.0001*
完全	996.0052			
縮小	1093.0207			

R2乗(U)　0.0888
AICc　2004.06
BIC　2036.28
オブザベーション(または重みの合計)　1600

指標	学習	定義
エントロピーR2乗	0.0888	1-Loglike(model)/Loglike(0)
一般化R2乗	0.1533	(1-(L(0)/L(model))^(2/n))/(1-L(0)^(2/n))
平均 -Log p	0.6225	Σ -Log(ρ[j])/n
RMSE	0.4643	√Σ (y[j]-ρ[j])²/n
平均 絶対偏差	0.4312	Σ |y[j]-ρ[j]|/n
誤分類率	0.3169	Σ (ρ[j]≠ρMax)/n
N	1600	n

モデル全体のあてはまりに関する情報を表示します。

あてはまりの悪さ（LOF）

▼ あてはまりの悪さ(LOF)

要因	自由度	(-1)*対数尤度	カイ2乗
あてはまりの悪さ(LOF)	303	189.67071	379.3414
飽和モデル	308	806.33445	p値(Prob>ChiSq)
あてはめたモデル	5	996.00516	0.0019*

モデルの適合度に対する検定結果が表示されます。ここに表示される危険率p値が小さい場合，あてはまりが悪いと判断します。

パラメータ推定値

▼ パラメータ推定値

項	推定値	標準誤差	カイ2乗	p値(Prob>ChiSq)
切片	-0.2918842	0.2715809	1.16	0.2825
年齢	0.00699299	0.0038499	3.30	0.0693
性別[F]	0.78194663	0.0985853	62.91	<.0001*
病期[1-0]	-0.0158656	0.2050231	0.01	0.9383
病期[2-1]	-0.0394041	0.14409	0.07	0.7845
病期[3-2]	0.06208597	0.2349048	0.07	0.7915

推定値は次の対数オッズに対するものです：あり/なし

変数ごとに係数（パラメータ）と標準誤差が表示されます。危険率p値が小さい変数では，係数が0でない（＝意味がある）と判断されます。

効果の尤度比検定

▼ 効果の尤度比検定

要因	パラメータ数	自由度	尤度比カイ2乗	p値(Prob>ChiSq)
年齢	1	1	3.32067144	0.0684
性別	1	1	67.5497107	<.0001*
病期	3	3	0.11539762	0.9899

指定した説明変数が目的変数に及ぼす影響を検定します。危険率p値が小さい変数では，有意に影響を及ぼすと判断されます。

【MEMO】　ロジスティックプロットは，説明変数が1つの連続尺度のみの場合に表示されます。

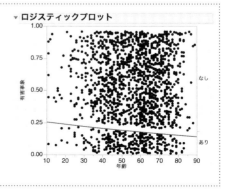

Step 6. 更に詳細な解析を行います

解析内容表示行［名義ロジスティックスのあてはめ］先頭の赤い三角ボタン（▼）を［Alt］／［option］キーを押しながらクリックし，表示される解析オプション選択ダイアログから指定します。

【MEMO】 説明変数が1つの連続尺度のみの場合，解析オプション選択ダイアログは以下のようになります。

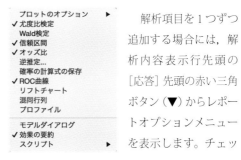

解析項目を1つずつ追加する場合には，解析内容表示行先頭の［応答］先頭の赤い三角ボタン（▼）からレポートオプションメニューを表示します。チェックマークの付いている項目が表示されています。

【MEMO】 説明変数が1つの連続尺度のみの場合，レポートオプションメニューは右のようになります。

なお，各項目の詳細については，JMPマニュアルを参照してください。

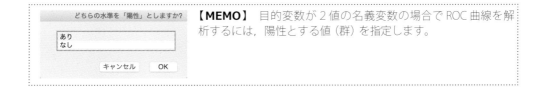

【MEMO】 目的変数が2値の名義変数の場合でROC曲線を解析するには，陽性とする値（群）を指定します。

Step 7. 追加解析の結果が表示されます

パラメータ推定値

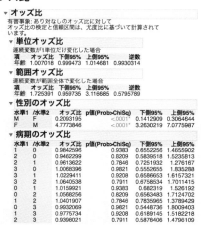

パラメータ推定値(表)に,パラメータの信頼区間が追加表示されます。

オッズ比

受信者動作特性(ROC)

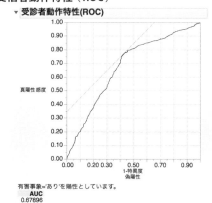

受信者動作特性(ROC)曲線が描かれます。

連続尺度の変数では,単位オッズ比と範囲オッズ比が表示されます。分類尺度／順序尺度の変数では,水準間ごとのオッズ比が表示されます。

混同行列

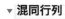

ロジスティック回帰分析により予測した目的変数の値が実際の目的変数の値と一致していたかどうかを,表形式で表示します。

【MEMO】 ROC曲線を描くための計算情報は,ROCテーブルに表示されます。

【補足】ステップワイズ法を用いた変数選択

ステップワイズ法による変数選択を用いる場合は，Step3.以降を以下の手順で実施します。

Step 3.【モデルのあてはめ】ダイアログで，解析対象の列を割り当てます

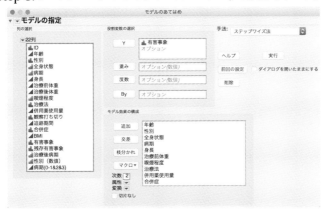

ポップアップメニューで，[手法]を[ステップワイズ法]に指定します。

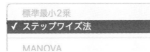

【MEMO】 JMPでは，割り当てた変数の属性に応じて，実施できない手法が自動的に選択不可となります。

解析対象に設定したい列を「列の選択」リストから選択し，役割ボタンをクリックします。
（割り当て方法は通常の場合と同じなので，ここでは割愛します。）

Step 4. 解析を実行します

列の割り当てが終了したら，[実行]をクリックします。
[前回の設定]を押すと，直前に実行された条件で変数が選択されます。

Step 5.【ステップワイズ法の実行】ウィンドウが表示されます

ステップワイズ法のルールを設定します。

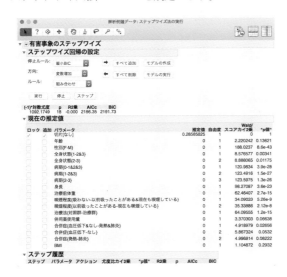

5-1 [停止ルール]を以下の3つから選択します。

閾値 p 値　指定した危険率よりも大きい場合にはモデルから変数を除去し，小さい場合にはモデルに追加します。

最小 AICc　AICcが最小となるモデルになったところで，繰り返しを停止します。

最小 BIC　BICが最小となるモデルとなるようところで，繰り返しを停止します。

5-2 [方向] を以下の 3 つから選択します.

変数増加：変数を 1 つずつ追加して，停止ルールに該当するまで推定を繰り返します．
変数減少：変数を 1 つずつ除去して，停止ルールに該当するまで推定を繰り返します．
変数増減：変数の追加・除去を繰り返します．[停止ルール] が閾値 p 値の場合に利用します．

5-3 [ルール] を，組み合わせ，制限，ルールなし，効果全体の 4 つから選択します．

なお，[現在の推定値] 欄には変数をモデルに組み込んで反復計算している状況と，その状況でのパラメータ推定値・危険率などが表示されます．

　[ロック]　　強制的にモデルに組み込む列 (変数) には，チェックを付けます．
　[追加]　　　反復計算で変数を追加したい列 (変数) には，チェックを付けます．

> 【MEMO】 モデルに組み込まれた変数を用いて解析する場合には，[モデルの実行] をクリックします．
> [モデルの作成] をクリックすると，[ステップワイズで選択されたモデル] ダイアログが表示され，モデルに組み込む変数を選択し直すことができます．

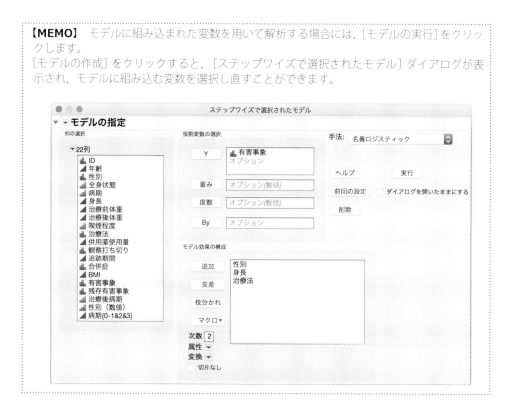

Step 6. 設定が終了したら，[実行] をクリックします

　実行　　　　　最終結果が得られるまで，反復計算を行います．1 ステップごとの計算結果が
　ステップ　　　表示されます．

Step 7. ステップワイズ法による変数選択結果が表示されます

反復計算が実施され，刻々と画面表示が更新されます。最終的にあてはまりに関する情報が表示されます。

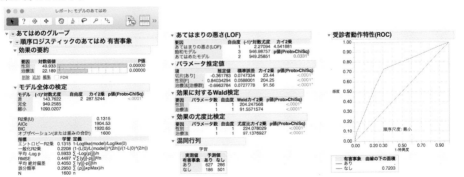

ステップワイズ法によりモデルに組み込まれた変数では，[追加] チェックボックスがオンになっています。

モデルに組み込まれた変数に納得がいかない場合には，停止ルールやルールを変更して，再度解析を行いましょう。

Step 8. 選択された説明変数と目的変数に応じて解析結果（レポート）が表示されます

ステップワイズ法により選択された説明変数のみを用いている点を除けば，通常と同様の解析結果が得られます。

Step 9. 更に詳細な解析を行います

ステップワイズ法によって選択された変数を用いて，必要に応じて詳細な追加解析を実行してください。

12 判別分析

Step 1. データファイルを準備します

JMPでは，判別分析を行う際に以下のデータ形式を利用します。

目的変数（名義・順序データ）
説明変数（数値データ）

年齢 (連続尺度)	治療前体重 (連続尺度)	喫煙程度 (順序尺度)	性別数値 (順序尺度)	合併症 (名義尺度)
73	50.7	吸わない	M	なし
58	46.6	現在も喫煙している	F	血圧低下
62	57.6	以前吸ったことがある	M	肺炎
:	:	:	:	:

【MEMO】 なお，組み合わせの度数を表す1つの数値型変数を追加して集計データ形式として解析することもできます。

Step 2. ［分析］→［多変量］→［判別分析］を実行します

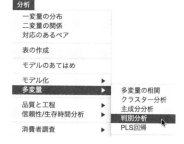

Step 3.【判別分析】ダイアログで，解析対象の列を割り当てます

解析対象に設定したい列を「列の選択」リストから選択し，役割ボタンをクリックします。

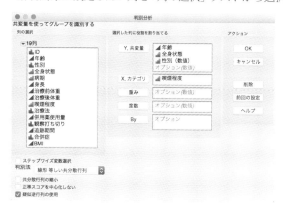

［Y，共変量］ 共変量として解析に組み込む列（数値型）を2つ以上指定します。

［X，カテゴリ］ 識別するグループを表す列（名義尺度）を1つ指定します。

必要に応じて，以下の情報を設定します。

［重み］ 重み付けを表す列（数値型）を指定します。

［度数］ 集計データ形式の場合には，度数を表す列（数値型）を指定します。

［By］ 解析を分割して実行したい場合には，群を分割する列（名義尺度・順序尺度）を指定します。

【MEMO】 ステップワイズ変数選択を指定すると，［列選択］が表示されます。［変数増加］［変数減少］をクリックすると，1つずつ変数を組み込み／取り除きます。［このモデルを適用］を押すと，指定した変数を組み込んで判別分析が実行されます。

Step 4. 解析を実行します

列の割り当てが終了したら,「アクション」欄の[OK]をクリックします。

[前回の設定]を押すと,直前に実行された条件で変数が選択されます。

解析対象に順序尺度の変数を指定した場合,左の警告が表示されます。

Step 5. 判別分析の解析結果（レポート）が表示されます

正準プロット

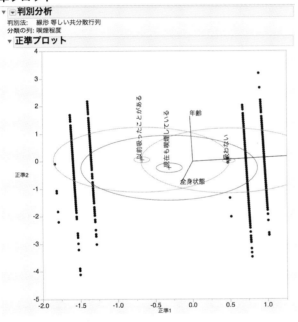

判別スコア

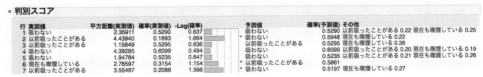

スコアの要約

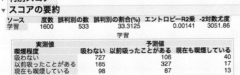

Step 6. 更に詳細な解析を行います

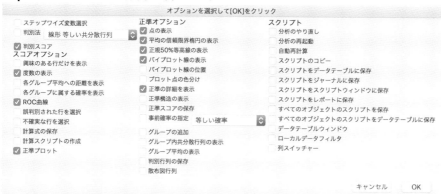

解析内容表示行［判別分析］先頭の赤い三角ボタン（▼）を［Alt］／［option］キーを押しながらクリックし，表示される解析オプション選択ダイアログから指定します。

【MEMO】 詳細な解析項目を1つずつ追加する場合には，解析内容表示行先頭の［応答］先頭の赤い三角ボタン（▼）からレポートオプションメニューを表示します。チェックマークの付いている項目が表示されています。

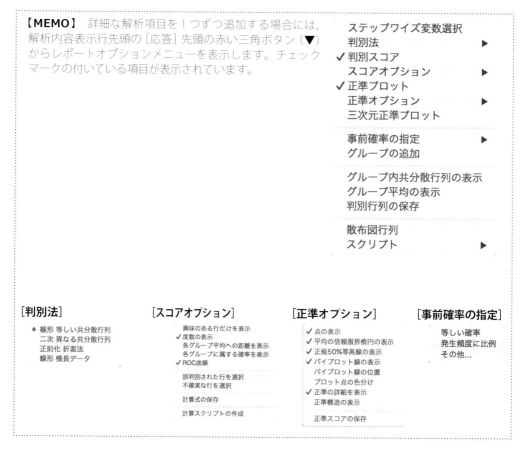

なお，本書で取り上げられていない項目の詳細については，JMPマニュアルを参照してください。

Step 7. 追加解析の結果が表示されます

正準プロット（[点の表示] なし）

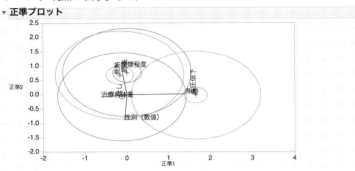

正準の詳細

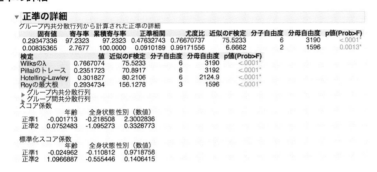

初期状態で共に畳まれているスコア係数・標準化スコア係数は，▼をクリックすると表示されます。

受信者動作特性（ROC）

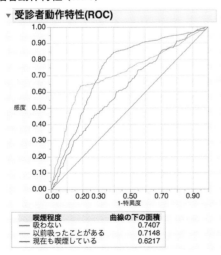

求められた判別スコアによって水準を判別する感度・特異度がROC曲線として表示されます。

13 ノンパラメトリック生存時間分析

Step 1. データファイルを準備します

JMPでは，以下のデータ形式が利用できます。

イベントまでの時間（連続尺度）
　イベントまたは打ち切りまでの時間を表す1つの数値データ

打ち切り情報（連続尺度・順序尺度）
　イベントが発生したか，観察が打ち切られたのかを区別する情報

グループ情報（名義尺度・順序尺度）
　比較する群を指定する情報

治療法 （名義尺度）	追跡期間 （連続尺度）	観察打ち切り （順序尺度）
治療群	24.7	1
治療群	3.37	0
対照群	40.5	1
⋮	⋮	⋮

なお，組み合わせの度数を表す1つの数値型変数を追加して集計データ形式として解析することもできます。

Step 2. ［分析］→［信頼性 / 生存時間分析］→［生存時間分析］を実行します

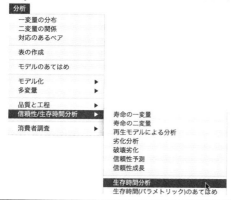

Step 3.【生存時間 / 信頼性分析】ダイアログで，解析条件（変数）を指定します

解析対象に設定したい列を「列の選択」リストから選択し，役割ボタンをクリックします。

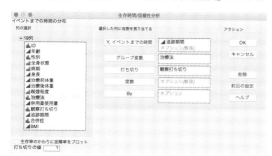

［Y, イベントまでの時間］
　イベントまたは打ち切りまでの時間を表す列（連続尺度）を1つ指定します。区間打ち切りデータの場合には，上限と下限を表す2つの列（連続尺度）を指定します。

必要に応じて，以下の情報を設定します。

［グループ変数］　群間で生存率を比較する場合には，群を分割する列（名義尺度・順序尺度）を指定します。

[打ち切り]	イベントが発生したか，観察が打ち切られたのかを区別する変数を指定します。打ち切りを表す数値は，[**打ち切りの値**]ボックスで希望する値に指定できます（デフォルトでは打ち切り＝1となっていますので，イベント発生＝0とします）。
[度数]	同時刻で複数のイベントまたは打ち切りが発生している場合に，度数を表す列（数値型）を指定します。
[By]	水準ごとに分析を分割して実行したい場合には，水準を分割する列（名義尺度・順序尺度）を指定します。

Step 4. 解析を実行します

列の割り当てが終了したら，「アクション」欄の[OK]をクリックします。
[前回の設定]を押すと，直前に実行された条件で変数が選択されます。

Step 5. Kaplan-Meier法によるあてはめの解析結果（レポート）が表示されます

生存分析プロット

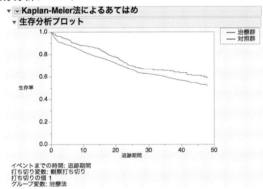

イベントまでの時間: 追跡期間
打ち切り変数: 観察打ち切り
打ち切りの値 1
グループ変数: 治療法

要約と分位点

▼ 要約

グループ	故障数	打ち切り数	平均		標準誤差
治療群	110	183	36.0966	バイアスあり	0.96201
対照群	562	745	33.6512	バイアスあり	0.49617
組み合わせ	672	928	34.1234	バイアスあり	0.44266

▼ 分位点

グループ	中央値時間	下側95%	上側95%	25%寿命	75%寿命
治療群	.	.	.	21.503	.
対照群	.	47.456	.	17.578	.
組み合わせ	.	.	.	18.526	.

グループ間での検定

▼ グループ間での検定

検定	カイ2乗	自由度	p値(Prob>ChiSq)
ログランク	4.0790	1	0.0434*
Wilcoxon	4.3553	1	0.0369*

Step 6. 更に詳細な解析を行います

解析内容表示行［Kaplan-Meier法によるあてはめ］先頭の赤い三角ボタン（▼）を［Alt］／［option］キーを押しながらクリックし，表示される解析オプション選択ダイアログから指定します。

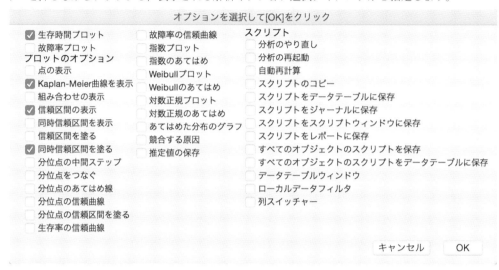

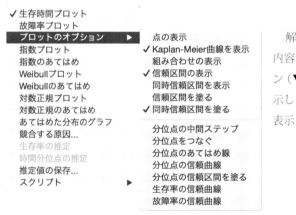

解析項目を1つずつ追加する場合には，解析内容表示行先頭の［応答］先頭の赤い三角ボタン（▼）からレポートオプションメニューを表示します。チェックマークの付いている項目が表示されています。

なお，本書で取り上げられていない項目の詳細については，JMPマニュアルを参照してください。

Step 7. 追加解析の結果が表示されます

信頼区間の表示／信頼区間を塗る

グループ変数ごとに求められた信頼区間を表示します（塗ります）。

同時信頼区間の表示／同時信頼区間を塗る

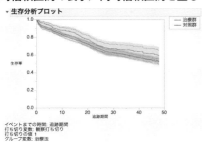

すべての群をまとめた同時信頼区間を表示します（塗ります）。

指数プロット

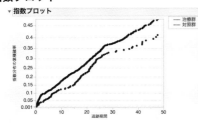

生存曲線が指数関数で表される場合，グラフは直線状になります。

Weibull プロット

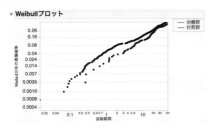

生存曲線が Weibull（ワイブル）関数で表される場合，グラフは直線状になります。

対数正規プロット

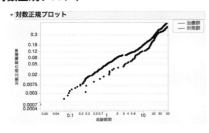

生存曲線が対数正規関数で表される場合，グラフは直線状になります。

14 Coxの比例ハザードモデルによる生存時間分析

Step 1. データファイルを準備します

JMPでCoxの比例ハザードモデルを用いた生存時間分析を行うには，以下のデータ形式が利用できます。

イベントまでの時間（連続尺度）
　　イベントまたは打ち切りまでの時間を表す1つの数値データ

打ち切り情報（連続尺度・順序尺度）
　　イベントが発生したか，観察が打ち切られたのかを区別する情報

説明変数（名義尺度・順序尺度・連続尺度）
　　比較する群・条件を指定する情報

治療法 (名義尺度)	性別 (名義尺度)	追跡期間 (連続尺度)	観察打ち切り (順序尺度)
治療群	M	24.7	1
治療群	F	3.37	0
対照群	F	40.5	1
︙	︙	︙	︙

なお，組み合わせの度数を表す1つの数値型変数を追加して集計データ形式として解析することもできます。

Step 2. ［分析］→［信頼性/生存時間分析］→［比例ハザードのあてはめ］を実行します

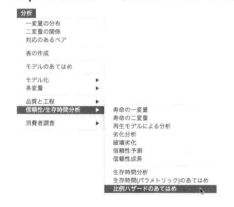

【MEMO】 この解析は，［分析］→［モデルのあてはめ］で表示されるダイアログで［手法］を［比例ハザード］に指定したものと同じになります。

Step 3.【比例ハザードのあてはめ】ダイアログで，解析条件（変数）を指定します

このダイアログを開いた時点で，［手法］が［比例ハザード］に指定されています。

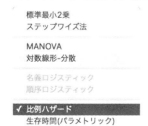

解析対象に設定したい列を「列の選択」リストから選択し，役割ボタンをクリックします。

役割変数の選択

［イベントまでの時間］　イベントまたは打ち切りまでの時間を表す列（連続尺度）を1つ指定します。必要に応じて，以下の情報を設定します。

［度数］　同時刻で複数のイベントまたは打ち切りが発生している場合に，度数を表す列（数値型）を指定します。

［打ち切り］　イベントが発生したか，観察が打ち切られたのかを区別する変数を指定します。打ち切りを表す数値は，［打ち切りの値］ボックスで希望する値に指定できます（デフォルトでは打ち切り＝1となっていますので，イベント発生＝0とします）。

［By］　水準ごとに分析を分割して実行したい場合には，水準を分割する列（名義尺度・順序尺度）を指定します。

モデル効果の構成

［追加］　単独で与える影響を検討したい説明変数を指定します。

［交差］　2つ以上の変数を交差させた影響を検討したい場合には，それらの変数を選択してからこのボタンをクリックします。

［枝分かれ］　枝分かれ効果を検討したい説明変数を指定します。

［マクロ］

完全実施要因
設定された次数まで
すべての組み合わせ
応答曲面
配合応答曲面
多項式の次数
Scheffeの3次多項式
動径

標準的なモデルの効果を自動作成するコマンドが，メニュー形式で提供されます。

［次数］　交互作用の次数を決めて要因モデルを作成するには，ここに上限の次数を入力してから［マクロ］→［設定された次数まで］を実行します。

[属性]		[変換]	
変量効果 応答曲面効果 対数分散効果 配合効果 除外した効果 節点スプライン効果	効果に割り当てる属性を、メニューから指定します。	なし 対数 平方根 2乗 逆数 指数 Arrhenius Arrhenius逆変換 Logit Logistic LogitPct LogisticPct	効果またはY列を変換する方法を、メニューの関数から指定します。

[切片なし] 切片（定数項）を含まないモデルを作成したい場合には、ここをチェックします。

手法

ポップアップメニューで [**比例ハザード**] を指定します。

Step 4. 解析を実行します

[実行] 列の割り当てが終了したら、[実行] をクリックします。

[前回の設定] [前回の設定] を押すと、直前に実行された条件で変数が選択されます。

[ダイアログを開いたままにする] モデルに変更を加えて何度もあてはめを行う場合には、ダイアログを開いたままにしておくのが便利です。

Step 5. 比例ハザードモデルのあてはめの解析結果（レポート）が表示されます

効果の要約

▼ 比例ハザードモデルのあてはめ
打ち切り変数: 観察打ち切り
▼ 効果の要約

要因	対数価値		P値
性別	14.991		0.00000
治療法	1.840		0.01446
性別*治療法	0.093		0.80693

削除 追加 編集 □FDR

従属変数の重要性（価値）を対数で表示します。

モデル全体

▼ モデル全体

イベントの数	672		
打ち切りの数	928	AICc	BIC
合計数	1600	9351.61	9367.73

モデル	(-1)*対数尤度	カイ2乗	自由度	p値(Prob>ChiSq)
差分	66.138	132.2767	3	<.0001*
完全	4672.797			
縮小	4738.935			

モデル全体のあてはまり具合を検定します。ここに表示される危険率p値が小さい場合、あてはまりが良いと判断します。

パラメータ推定値

▼ パラメータ推定値

項	推定値	標準誤差	下側95%	上側95%
治療法[治療群]	-0.173568	0.0759412	-0.332393	-0.032739
性別[F]	0.51402802	0.0759663	0.3729619	0.6727834
性別[F]*治療法[治療群]	0.01842786	0.0759407	-0.122842	0.1769764

信頼区間はプロファイル尤度法による

変数ごとに係数（パラメータ）と標準誤差、信頼区間が表示されます。

平均におけるベースライン生存曲線

▼ 平均におけるベースライン生存曲線

ベースライン生存曲線をグラフに表示します。

効果の尤度比検定

▼ 効果の尤度比検定

要因	パラメータ数	自由度	尤度比カイ2乗	p値(Prob>ChiSq)
治療法	1	1	5.98165926	0.0145*
性別	1	1	64.3883464	<.0001*
性別*治療法	1	1	0.05972451	0.8069

指定した説明変数が目的変数に及ぼす影響を検定します。危険率p値が小さい変数では，有意に影響を及ぼすと判断されます。

Wald 検定

▼ 効果に対するWald検定

要因	パラメータ数	自由度	Waldカイ2乗	p値(Prob>ChiSq)
治療法	1	1	5.22377677	0.0223*
性別	1	1	45.7858493	<.0001*
性別*治療法	1	1	0.05888444	0.8083

指定した説明変数が目的変数に及ぼす影響を検定します。危険率p値が小さい変数では，有意に影響を及ぼすと判断されます。

Step 6. 更に詳細な解析を行います

オプションを選択して[OK]をクリック

- ☑ 尤度比検定
- ☑ Wald検定
- ☑ 尤度信頼区間
- ☑ リスク比
- ☐ モデルダイアログ
- ☑ 効果の要約
- スクリプト
  - ☐ 分析のやり直し
  - ☐ 分析の再起動
  - ☐ スクリプトのコピー
  - ☐ スクリプトをデータテーブルに保存
  - ☐ スクリプトをジャーナルに保存
  - ☐ スクリプトをスクリプトウィンドウに保存
  - ☐ スクリプトをレポートに保存
  - ☐ すべてのオブジェクトのスクリプトを保存
  - ☐ すべてのオブジェクトのスクリプトをデータテーブルに保存
- ☐ データテーブルウィンドウ
- ☐ 列スイッチャー

[キャンセル] [OK]

解析内容表示行[比例ハザードモデルのあてはめ]先頭の赤い三角ボタン（▼）を［Alt］／［option］キーを押しながらクリックし，表示される解析オプション選択ダイアログから指定します。

【MEMO】 解析項目を1つずつ追加する場合には，解析内容表示行先頭の［比例ハザードモデルのあてはめ］先頭の赤い三角ボタン（▼）からレポートオプションメニューを表示します。チェックマークの付いている項目が表示されています。

- ✓ 尤度比検定
- ✓ Wald検定
- ✓ 尤度信頼区間
- リスク比
- モデルダイアログ
- ✓ 効果の要約
- スクリプト ▶

Step 7. 追加解析の結果が表示されます

リスク比

▼ リスク比

▼ 治療法のリスク比

水準1	水準2	リスク比	p値(Prob>ChiSq)	下側95%	上側95%
対照群	治療群	1.4150091	0.0145*	1.0676693	1.9440756
治療群	対照群	0.7067092	0.0145*	0.5143833	0.9366196

▼ 性別のリスク比

水準1	水準2	リスク比	p値(Prob>ChiSq)	下側95%	上側95%
M	F	0.3577016	<.0001*	0.2603921	0.474296
F	M	2.795626	<.0001*	2.1083881	3.8403625

15 関数モデルによる生存時間分析

Step 1. データファイルを準備します

JMPで関数モデルを用いた生存時間分析を行うには，以下のデータ形式が利用できます。

イベントまでの時間（連続尺度）

イベントまたは打ち切りまでの時間を表す1つの数値データ

打ち切り情報（連続尺度・順序尺度）

イベントが発生したか，観察が打ち切られたのかを区別する情報

説明変数（名義尺度・順序尺度・連続尺度）

比較する群・条件を指定する情報

治療法 (名義尺度)	性別 (名義尺度)	追跡期間 (連続尺度)	観察打ち切り (順序尺度)
治療群	M	24.7	1
治療群	F	3.37	0
対照群	F	40.5	1
:	:	:	:

なお，組み合わせの度数を表す1つの数値型変数を追加して集計データ形式として解析することもできます。

Step 2. [分析]→[信頼性/生存時間分析]→[生存時間（パラメトリック）のあてはめ]を実行します

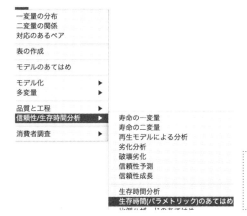

【MEMO】 この解析は，[分析]→[モデルのあてはめ]で表示されるダイアログで[手法]を[生存時間（パラメトリック）]に指定したものと同じになります。

Step 3. 【生存時間（パラメトリック）のあてはめ】ダイアログで，解析条件（変数）を指定します

このダイアログを開いた時点で，[手法]が[生存時間（パラメトリック）]に指定されています。

データに適した分布関数を，メニューから指定します。

- ✓ Weibull
- 対数正規
- 指数
- Frechet
- 対数ロジスティック
- すべての分布

「すべての分布」を指定すると，すべての分布があてはめられて適合度が比較されます。

解析対象に設定したい列を「列の選択」リストから選択し，役割ボタンをクリックします。

役割変数の選択

[イベントまでの時間]
　イベントまたは打ち切りまでの時間を表す列（連続尺度）を1つ指定します。
　必要に応じて，以下の情報を設定します。

[度数]
　同時刻で複数のイベントまたは打ち切りが発生している場合に，観測値の度数が含まれている列（数値型）を指定します。

[打ち切り]　イベントが発生したか，観察が打ち切られたのかを区別する列（数値型）を1つ指定します。打ち切りを表す数値は，[打ち切りの値]ボックスで希望する値に指定できます（デフォルトでは打ち切り＝1となっていますので，イベント発生＝0とします）。

[原因]　複数のイベントについて解析する場合には，イベントを区別する変数（名義尺度・順序尺度）を指定します。

[By]　水準ごとに分析を分割して実行したい場合には，水準を分割する列（名義尺度・順序尺度）を指定します。

モデル効果の構成

[位置の効果]と[尺度の効果]
　モデル効果によって，位置（時間軸）と尺度（生存率）のどちらに影響するのかを選択します。

[位置の効果]タブ
　対数変換した後の分布で，位置パラメータに対する効果を指定します。対数変換しない元の分布（たとえばWeibull分布）では，尺度パラメータへの効果に該当します。

[尺度の効果]タブ
　対数変換した後の分布で，尺度パラメータに対する効果を指定します。

[追加]　影響を検討したい説明変数を選択してから，このボタンをクリックします。

[交差]　2つ以上の変数を交差させた影響を検討したい場合には，変数を選択してからこのボタンをクリックします。

[枝分かれ]　枝分かれ効果を検討したい場合には，変数を選択してからこのボタンをクリックします。

[マクロ]
　完全実施要因
　設定された次数まで
　すべての組み合わせ
　応答曲面
　配合応答曲面
　多項式の次数
　Scheffeの3次多項式
　動径

標準的なモデルの効果を自動作成するコマンドが含まれます。

[**次数**] 交互作用の次数を決めて要因モデルを作成するには，ここに上限の次数を入力してから [マクロ]→[設定された次数まで] を実行します。

[**属性**]
効果に割り当てる属性を指定します。

[**切片なし**] 切片（定数項）を含まないモデルを作成したい場合には，ここをチェックします。

[**変換**]
効果またはY列を変換する方法をメニューの関数から指定することができます。

[**分布**]
- ✓ Weibull
- 対数正規
- 指数
- Frechet
- 対数ロジスティック
- すべての分布

データに適した分布関数を指定します。

手法
ポップアップメニューで [**生存時間（パラメトリック）**] を指定します。

Step 4. 解析を実行します

[実行] 列の割り当てが終了したら，[実行] をクリックします。

[前回の設定] [前回の設定] を押すと，直前に実行された条件で変数が選択されます。

[ダイアログを開いたままにする] モデルに変更を加えて何度もあてはめを行う場合には，ダイアログを開いたままにしておくのが便利です。

Step 5. 生存時間のあてはめ（パラメトリック）の解析結果（レポート）が表示されます

生存時間のあてはめ（ノンパラメトリック）

従属変数の重要性（価値）を対数で表示します。

モデル全体の検定

モデル全体のあてはまり具合を検定します。ここに表示される危険率 p 値が小さい場合，あてはまりが良いと判断します。

パラメータ推定値

変数ごとに係数（パラメータ）と標準誤差，信頼区間が表示されます。

Wald検定

要因	パラメータ数	自由度	Waldカイ2乗	p値(Prob>ChiSq)
性別	1	1	21.9341281	<.0001*
病期	3	3	1.51411682	0.6790
性別*病期	3	2	1.54612311	0.4616

指定した説明変数が目的変数に及ぼす影響を検定します。危険率p値が小さい変数では，有意に影響を及ぼすと判断されます。

効果の尤度比検定

要因	パラメータ数	自由度	尤度比カイ2乗	p値(Prob>ChiSq)
性別	1	1	28.3311375	<.0001*
病期	3	3	2.79039955	0.4251
性別*病期	3	2	3.09132419	0.2132

指定した説明変数が目的変数に及ぼす影響を検定します。危険率p値が小さい変数では，有意に影響を及ぼすと判断されます。

Step 6. 更に詳細な解析を行います

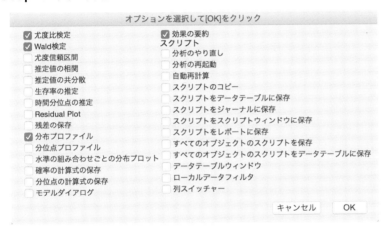

解析内容表示行［生存時間のあてはめ］先頭の赤い三角ボタン（▼）を［Alt］／［option］キーを押しながらクリックし，表示される解析オプション選択ダイアログから指定します。

> **【MEMO】** 解析項目を1つずつ追加する場合には，解析内容表示行先頭の［比例ハザードモデルのあてはめ］先頭の赤い三角ボタン（▼）からレポートオプションメニューを表示します。チェックマークの付いている項目が表示されています。

なお，本書で取り上げられていない項目の詳細については，JMPマニュアルを参照してください。

Step 7. 追加解析の結果が表示されます

分布プロファイル

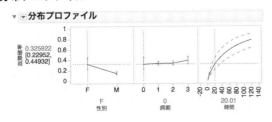

要因ごとに生存曲線への影響がグラフで表示されます。

16 再生モデルによる生存時間分析

Step 1. データファイルを準備します

JMPで再生モデルを用いた生存時間分析を行うには，以下のデータ形式が利用できます。

個体識別情報（名義尺度・順序尺度・連続尺度）
　複数回イベントが発生する個体を識別する情報

グループ変数（名義尺度・順序尺度・連続尺度）
　比較する群・条件を指定する情報

イベントまでの時間（連続尺度）
　イベント又は打ち切りまでの時間を表す1つの数値データ

ID （名義尺度）	治療薬 （名義尺度）	観察期間 （連続尺度）	合併症 （順序尺度/連続尺度）
20150901	対照群	488	1
20150901	対照群	1256	0
20150902	局所麻酔薬	1440	0
20150903	対照群	35	10
20150903	対照群	291	1
20150903	対照群	1440	0
⋮	⋮	⋮	⋮

イベントコスト（連続尺度・順序尺度）

個体識別IDの個体に発生したコストを表す変数

- イベントが発生したかどうかを解析したい場合には1（＝イベントが発生した）を入力します。
- イベントのコスト（対応に必要な費用など）を解析したい場合には，数値（＝イベントのコスト）を入力します。
- すべての個体で，調査対象から外された状況(＝観察終了時刻)に0を入力します。

Step 2. ［分析］→［信頼性/生存時間分析］→［再生モデルによる分析］を実行します

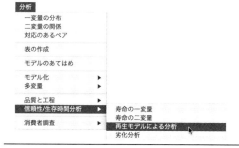

Step 3.【再生性のあるデータ】ダイアログで，解析条件（変数）を指定します

解析対象に設定したい列を「列の選択」リストから選択し，役割ボタンをクリックします。

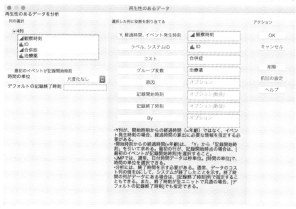

[Y，経過時間，イベント発生時刻]
　イベントまたは打ち切りまでの時間を表す列（連続尺度）を1つ指定します。区間打ち切りデータの場合には，上限と下限を表す列（連続尺度）を2つ指定します。

[ラベル，システムID]
　個体を識別するID番号を表す列（名義尺度・順序尺度）を1つ指定します。

[コスト]	事象発生に伴うコストを表す列(数値型)を1つ指定します。
[グループ変数]	コストの発生状況を比較する場合には，グループ情報を含む列(名義尺度・順序尺度)を指定します。
[原因]	複数のイベントについて解析する場合には，イベントを区別する変数(名義尺度・順序尺度)を指定します。
[記録開始時刻]	記録開始時刻を，データごとに列(数値型)として指定するか，[**最初のイベントが記録開始時刻**]をチェックして指定することができます。
[記録終了時刻]	記録終了時刻を，データごとに列(数値型)として指定するか，[**デフォルトの記録終了時刻**]に数値を入力して指定することができます(システムIDごとに最終記録時刻と観測終了を表すコスト0が入力されている場合には，この列を指定する必要はありません)。
[By]	水準ごとに分析を分割して実行したい場合には，水準を分割する列(名義尺度・順序尺度)を指定します。
[時間の単位]	[**Y，経過時間，イベント発生時刻**]に指定された列の数値が秒単位である場合，メニューの時間単位に変換して表示することができます。

Step 4. 解析を実行します

列の割り当てが終了したら，「アクション」欄の[OK]をクリックします。
[前回の設定]を押すと，直前に実行された条件で変数が選択されます。

Step 5. 再生モデルによる分析に関する解析結果(レポート)が表示されます

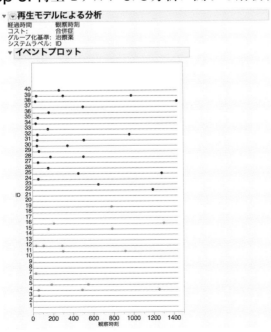

イベントプロット

個体にイベントが発生している状況をグラフに表示します。

MCF プロット

平均累積関数(mean cumulative function)をグラフ形式で表示します。

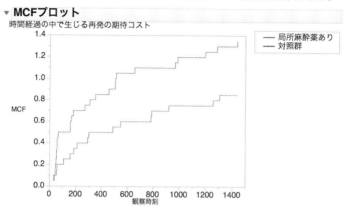

解析結果(時刻とMCF, 標準偏差, 信頼区間)が, グループ別にリスト形式で表示されます。

Step 6. 更に詳細な解析を行います

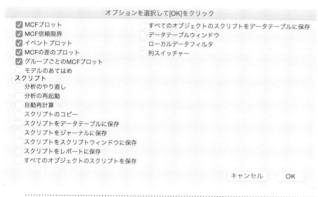

解析内容表示行[再生モデルによる分析]先頭の赤い三角ボタン(▼)を[Alt]／[option]キーを押しながらクリックし, 表示される解析オプション選択ダイアログから指定します。

【MEMO】解析項目を1つずつ追加する場合には, 解析内容表示行先頭の[比例ハザードモデルのあてはめ]先頭の赤い三角ボタン(▼)からレポートオプションメニューを表示します。チェックマークの付いている項目が表示されています。

✓MCFプロット
✓MCF信頼限界
✓イベントプロット
✓MCFの差のプロット
✓グループごとのMCFプロット

モデルのあてはめ

スクリプト ▶

Step 7. 追加解析の結果が表示されます

MCF 信頼限界

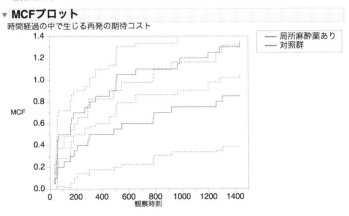

グループ間の MCF の差

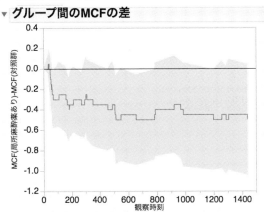

【MEMO】 MCFプロットに信頼幅を表示させるには，MCF信頼限界を追加解析します。

グループごとの MCF プロット

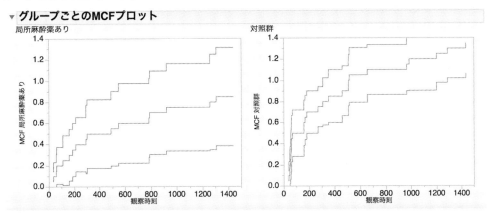

17 標本サイズ／検出力の解析

Step 1. 解析作業の準備

解析に必要な標本サイズ／検出力を計算するために，標本サイズ／検出力を評価したい統計学的解析（モデル）を設定し，指定された3項目の数値を準備します。

A 1群の平均値の検定
  検出力またはデータ数
  検出したい平均値との差
  （予測されるデータの）標準偏差

B 2群の平均値の差の検定
  検出力または合計データ数
  検出したい2群の平均値の差
  （予測される2群のデータの）標準偏差

C 3群以上の平均値の差の検定
  検出力または合計データ数
  （予測される各群の）平均値
  （予測される各群の）標準偏差

D 1群の標準偏差の検定
  検出力またはデータ数
  検出したい標準偏差の差
  （予測されるデータの）標準偏差

E 1標本の割合の検定
  検出力またはデータ数
  基準となる割合
  検証したい割合（および両側検定／片側検定のいずれか）

F 2標本の割合の検定
  検出力またはデータ数
  2群の割合
  検出したい割合の差（および両側検定／片側検定のいずれか）

なお，JMPでは上記モデルの他にユニットあたりの度数，シグマクオリティの水準，信頼性試験計画，信頼性実証というモデルについても解析できます（これらのモデルについての詳細は，JMPマニュアルを参照してください）。

Step 2. ［実験計画（DOE）］→［標本サイズ / 検出力］を実行します

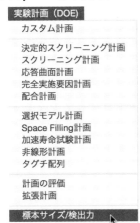

Step 3. ［標本サイズと検出力］設定ダイアログで，希望する解析モデルを選択します

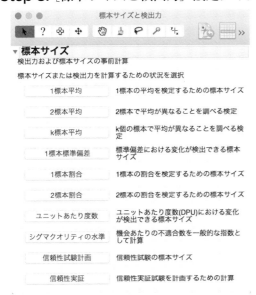

Step 4. 解析を実行します

　解析モデルに応じた計算画面に対して，必要な情報を入力して（解析したい項目を空白のまま）［続行］をクリックすると，解析したい項目が計算・表示されます。

A 1群の平均値の検定

1. 計算したい項目は空白のままとし，計算に必要なデータ（数値）を入力します。

[Alpha] ここに有意水準を入力します。通常は5％（0.05）ないし1％（0.01）が用いられます。ここでは，0.05と入力しています。

[標準偏差] ここに解析対象の標準偏差を入力します（分散分析では誤差標準偏差を入力します）。ここでは，1と入力しています。

[追加パラメータ数] ここには，単純な解析の場合は0を，複数の因子がある実験計画（分散分析）では主効果・交互作用のパラメータの合計を入力します（この数値の影響は小さく，通常は気にする必要はありません）。

2. 解析したい項目を空白のままとし，それ以外に条件（数値）を入力します。

A. 検出する差を求めたい場合： 標本サイズと検出力を入力します。
B. 標本サイズを求めたい場合： 検出する差と検出力を入力します。
C. 検出力を求めたい場合： 検出する差と標本サイズを入力します。

（例）ここでは，検出力を0.8，検出する差を0.5と入力しました。

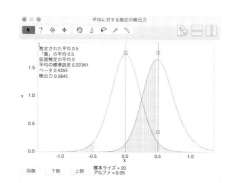

[アニメーションスクリプト]をクリックすると，標本サイズを変更すると検出力がどのように変化するのかを表現するグラフが作成されます。

3. [続行]をクリックすると，計算結果が表示されます。

標本サイズは（小数部を含む）実数で表示されることがありますが，現実には（小数点以下を切り上げた）最小の自然数を用います。

（例）今回指定した条件を満たすためには，必要データ数（標本サイズ）が34であると計算されました。

B 2群の平均値の差の検定

1. 計算したい項目は空白のままとし，計算に必要なデータ（数値）を入力します。

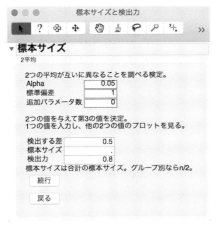

[**Alpha**]　ここに有意水準を入力します。通常は5％（0.05）ないし1％（0.01）が用いられます。ここでは，0.05と入力しています。

[**標準偏差**]　ここに解析対象の標準偏差を入力します（分散分析では誤差標準偏差を入力します）。ここでは，1と入力しています。

[**追加パラメータ数**]　ここには，単純な解析の場合は0を，複数の因子がある実験計画（分散分析）では主効果・交互作用のパラメータの合計を入力します（この数値の影響は小さく，通常は気にする必要はありません）。

2. 解析したい項目を空白のままとし，それ以外に条件（数値）を入力します。

　　A. 検出する差を求めたい場合：　標本サイズと検出力を入力します。
　　B. 標本サイズを求めたい場合：　検出する差と検出力を入力します。
　　C. 検出力を求めたい場合：　検出する差と標本サイズを入力します。
　　(例) ここでは，検出力を0.8，検出する差を0.5と入力しました。

3. [**続行**]をクリックすると，計算結果が表示されます。

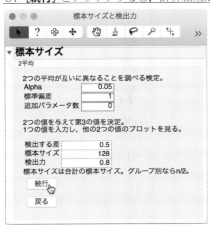

標本サイズには標本総数が表示されますから，実際にはグループ数（ここでは2）の倍数となる自然数で最小の数を用います。

　(例) 今回指定した条件を満たすためには，必要データ数（標本サイズ）が128であると計算されました。

C 3群以上の平均値の差の検定

1. 計算したい項目は空白のままとし，計算に必要なデータ（数値）を入力します。

[Alpha]	ここに有意水準を入力します。通常は5％（0.05）ないし1％（0.01）が用いられます。ここでは，0.05 と入力しています。
[標準偏差]	ここに解析対象の標準偏差を入力します（分散分析では誤差標準偏差を入力します）。ここでは，1 と入力しています。
[追加パラメータ数]	ここには，単純な解析の場合は0を，複数の因子がある実験計画（分散分析）では主効果・交互作用のパラメータの合計を入力します（この数値の影響は小さく，通常は気にする必要はありません）。

2. 解析したい項目を空白のままとし，それ以外に条件（数値）を入力します。

    A. 検出する差を求めたい場合： 標本サイズと検出力を入力します。

    B. 標本サイズを求めたい場合： 検出する差と検出力を入力します。

    C. 検出力を求めたい場合： 検出する差と標本サイズを入力します。

    （例）ここでは，予期される各グループの平均を 3.5, 3.9, 4.7，検出力を 0.8 と入力しました。

3. ［続行］をクリックすると，計算結果が表示されます。

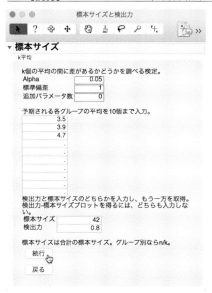

標本サイズには標本総数が表示されますから，実際にはグループ数の倍数となる自然数で最小の数を用います。

（例）今回指定した条件を満たすためには，必要データ数（標本サイズ）が 42 であると計算されました。

D 1群の標準偏差の検定

1. 計算したい項目は空白のままとし，計算に必要なデータ（数値）を入力します。

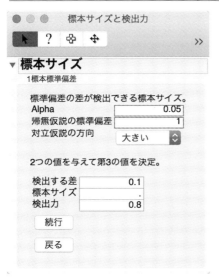

[**Alpha**] ここに有意水準を入力します。通常は5％（0.05）ないし1％（0.01）が用いられます。ここでは，0.05と入力しています。

[**帰無仮説の標準偏差**] ここには，解析対象の標準偏差を入力します。ここでは，1と入力しています。

[**対立仮説の方向**] ここには，[大きい]／[小さい]を指定します。

  [**大きい**] は，標準偏差が帰無仮説の標準偏差よりも大きい状況を検出したい場合に指定します。

  [**小さい**] は，標準偏差が帰無仮説の標準偏差よりも小さい状況を検出したい場合に指定します。この場合には [検出する差] に負の値を入力してください。

2. 次に，解析したい項目を空白のままとし，それ以外に条件（数値）を入力します。

   A. 検出する差を求めたい場合： 標本サイズと検出力を入力します。
   B. 標本サイズを求めたい場合： 検出する差と検出力を入力します。
   C. 検出力を求めたい場合： 検出する差と標本サイズを入力します。

   (例) ここでは，検出力を 0.8，検出する差（標準偏差の差）を 0.2 と入力しました。

3. [**続行**] をクリックすると，計算結果が表示されます。

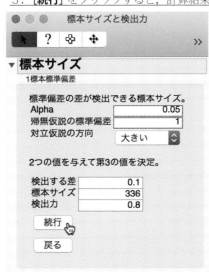

(例) 今回指定した条件を満たすためには，必要データ数（標本サイズ）が 336 であると計算されました。

E 1標本の割合の検定

1. 計算したい項目は空白のままとし，計算に必要なデータ（数値）を入力します。

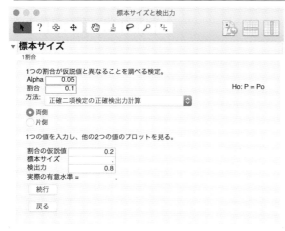

[**Alpha**] ここに有意水準を入力します。通常は5％（0.05）ないし1％（0.01）が用いられます。ここでは，0.05と入力しています。

[**割合**] ここには，群の事象発生率（0 ≦ P1 ≦ 1）を入力します。ここでは，0.1と入力しています。

解析方法と，両側検定／片側検定を指定します。

希望の計算方法を選択してください。

初期設定は両側検定です。

割合と仮説値に明らかな大小関係が想定される場合には，片側検定を利用することもできます。

2. 解析したい項目を空白のままとし，それ以外に条件（数値）を入力します。

　　A. 検出する差を求めたい場合： 標本サイズと検出力を入力します。
　　B. 標本サイズを求めたい場合： 割合の仮説値と検出力を入力します。
　　C. 検出力を求めたい場合： 割合の仮説値と標本サイズを入力します。

（例）ここでは，検出力を0.8，発生率が20％であると想定して割合の仮説値を0.2と入力しました。

3. [**続行**]をクリックすると，計算結果が表示されます。

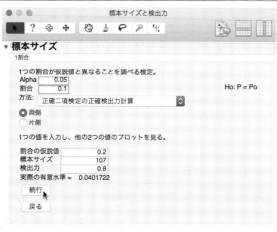

（例）今回指定した条件を満たすためには，必要データ数（標本サイズ）が107であると計算されました。

F 2標本の割合の検定

1. 計算したい項目は空白のままとし，計算に必要なデータ(数値)を入力します。

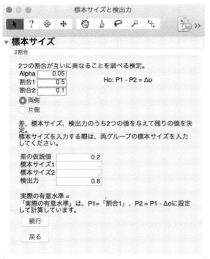

[Alpha] ここに有意水準を入力します。通常は5%(0.05)ないし1%(0.01)が用いられます。ここでは，0.05と入力しています。

[割合1] ここには，群1の事象発生率($0 \leq P1 \leq 1$)を入力します。ここでは，0.5と入力しています。

[割合2] ここは，群2の事象発生率($0 \leq P2 \leq 1$)を入力します。ここでは，0.1と入力しています。

解析方法として，両側検定／片側検定を指定します。初期設定は両側検定です。

割合と仮説値に明らかな大小関係が想定される場合には，片側検定を利用することもできます。

2. 解析したい項目を空白のままとし，それ以外に条件(数値)を入力します。

   A. 検出する差を求めたい場合： 標本サイズ1，標本サイズ2と検出力を入力します。
   B. 標本サイズを求めたい場合： (検出したい)差の仮説値と検出力を入力します。
   C. 検出力を求めたい場合： (検出したい)差の仮説値と標本サイズ1，標本サイズ2を入力します。

   (例)ここでは，検出力を0.8，発生率が20%異なると想定して差の仮説値を0.2と入力しました。

3. [続行]をクリックすると，計算結果が表示されます。

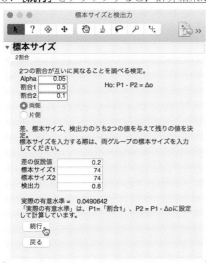

(例)今回指定した条件を満たすためには，2群の必要データ数(標本サイズ)がそれぞれ74であると計算されました。

18 傾向スコアを用いた背景因子の調整

1. 解析作業の準備

　傾向スコアを用いた解析は JMP 単独で解析できないため，開発販売元である SAS から以下の URL で提供されているアドインソフト「**最近傍マッチング**」をインストールします。開発販売元ではサポート・問い合わせなどには一切応じられないため，利用者自身の責任においてご利用ください。

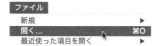

　上記アドレスにアクセスし，「JMP による傾向スコアを用いたマッチング、層別分析、回帰分析」からアドインをダウンロードします（2016 年 4 月現在）。

Step 1. アドインファイルを読み込みます

［ファイル］メニューから［開く］を実行します。

Step 2. ファイルを指定します

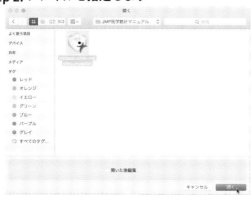

ダウンロードしたアドインファイルをダイアログで指定します。

Step 3. インストールを実行します

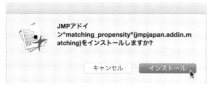

メッセージに対して［インストール］をクリックします。

Step 4. アドインメニューに［最近傍マッチング］が表示されます

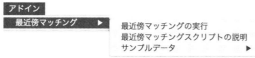

2. データファイルを準備します

共変量が説明変数に及ぼす影響を傾向スコアとして評価し,傾向スコアが一致したデータのみを解析対象に限定することで,共変量の影響を取り除いて説明変数と目的変数の関係をより正確に検証します。

検証したい関係(説明変数と目的変数)に影響を及ぼす可能性のある変数(共変量)を含めたデータシートを準備します。

年齢 (連続尺度)	性別 (名義尺度)	病期 (順序尺度)	治療法 (名義尺度)	合併症 (名義尺度)
73	M	2	治療群	なし
58	F	1	治療群	血圧低下
62	F	3	対照群	肺炎
:	:	:	:	:

目的変数 合併症(名義尺度)
説明変数 治療法(名義尺度)
共変量 年齢(連続尺度),性別(名義尺度),病期(順序尺度)

3. 傾向スコアを求めます

治療法の有無を目的変数,与えられた共変量を説明変数としてロジスティック回帰分析を行います。

Step 1. [分析]→[モデルのあてはめ]を実行します

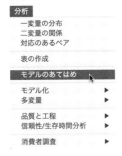

Step 2. [モデルのあてはめ]ダイアログで変数と手法を指定し,解析を実行します

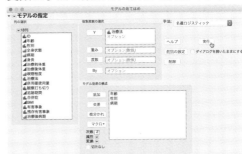

解析対象に設定したい列を「列の選択」リストから選択し,役割ボタンをクリックします。

役割変数の選択

[Y] ここでは治療法を指定します。

モデル効果の構成

共変量(年齢,性別,病期)を指定します。

手法

[名義ロジスティック]に指定します。

実行　　列の割り当てが終了したら,[実行]をクリックします。

Step 3. 求められた確率値をデータシートに保存します

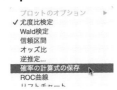

解析内容表示行先頭の[名義ロジスティックのあてはめ]先頭の赤い三角ボタン(▼)からレポートオプションメニューを表示し,[確率の計算式の保存]を実行します。

Step 4. 傾向スコア列が得られます

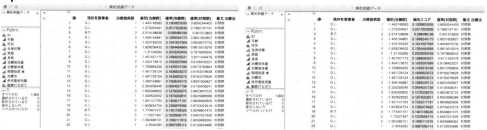

確率[治療群]の列名を「傾向スコア」に変更します。

> 【MEMO】 処理あり群と予測される確率（＝確率[治療群]）が傾向スコアとなります。不要な列（線形[治療群]，確率[対象群]，最尤 治療法）は，削除できます。

4. 傾向スコアによるマッチングを実行します

Step 1. [アドイン] → [最近傍マッチング] → [最近傍マッチングの実行] を実行します

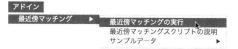

Step 2. [1対1マッチング] ダイアログで必要な変数を指定します

設定したい列を「列の選択」リストから選択し，役割ボタンをクリックします。

[Y, 応答変数]
　解析の目的変数（2値の名義尺度）として，合併症を指定します。

[T, 処置変数（2水準）]
　解析の説明変数（2水準の名義尺度／順序尺度）として，治療法を指定します。

[マッチングに使うスコア（数値）] 　前述した手順で求めた傾向スコア（連続尺度）を指定します。
次にオプションを設定します。

　　[乱数シード値] は「111」とします。
　　[ロジット変換をするか？]にチェックを入れ，傾向スコアをロジット変換します。
　　[Caliper 係数：a] は，マッチングをする基準の値で，デフォルトは 0.05 です。
　　[元データにペアの列を追加するか？]にチェックを入れ，データテーブルの最後に列を追加します。

OK 　　列の割り当てが終了したら，[OK]をクリックします。

Step 3. マッチングの結果が表示されます

マッチングの結果

マッチングの結果

Caliperに関する情報
- Caliper係数: a　0.02
- Caliper値: c　0.00591
- Caliperで拒絶された個数　6

マッチング前と後におけるスコア

マッチング前	治療群	対照群
N	293	1307
平均	-1.4537	-1.5411
標準偏差	0.2721	0.31723

マッチング後	治療群	対照群
N	287	287
平均	-1.4547	-1.4547
標準偏差	0.26605	0.266

マッチング変数の同質性

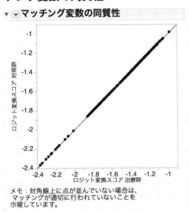

メモ：対角線上に点が並んでいない場合は、マッチングが適切に行われていないことを示唆しています。

マッチング前後の分布の確認

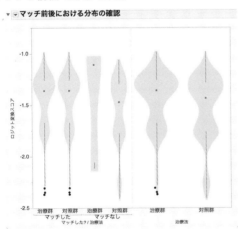

マッチしたペア？

マッチしたかどうか判定された結果が、データシートに新しい列「マッチした？」として追加されます。

5. マッチしたデータのみを解析対象に限定します

Step 1. [行] → [データフィルタ] を実行します

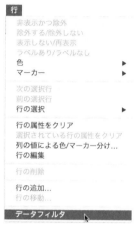

Step 2. データフィルタで「マッチしたペア」のみを解析対象に限定します

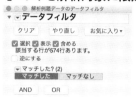

6. 希望する統計解析を実施します

ここでは例としてロジスティック回帰分析を行います。

Step 1. [分析] → [モデルのあてはめ] を実行します

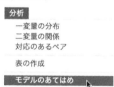

Step 2. 【モデルのあてはめ】ダイアログで解析対象の列を割り当てて，解析を実行します

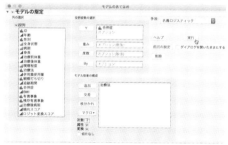

役割変数の選択

　[Y] 解析の目的変数として，合併症（分類尺度）を指定します。

モデル効果の構成

　解析の説明変数（2水準の名義尺度／順序尺度）の列として，治療法を指定します。

手法

　[名義ロジスティック] に指定します。

　実行　　列の割り当てが終了したら，[実行] をクリックします。

Step 3. 傾向スコアによるマッチングを行った解析結果が表示されます

(すべてのデータではなくマッチングしたデータのみで解析するため，データ数が小さくなっています。)

モデル全体の検定

▼ モデル全体の検定

モデル	(-1)*対数尤度	自由度	カイ2乗	p値(Prob>ChiSq)
差	3.27750	3	6.555004	0.0875
完全	294.77260			
縮小	298.05010			

R2乗(U)	0.0110
AICc	601.693
BIC	627.661
オブザベーション(または重みの合計)	574

指標	学習	定義
エントロピーR2乗	0.0110	1-Loglike(model)/Loglike(0)
一般化R2乗	0.0176	(1-(L(0)/L(model))^(2/n))/(1-L(0)^(2/n))
平均 -Log p	0.5135	Σ -Log(p[j])/n
RMSE	0.3604	√Σ(y[j]-ρ[j])²/n
平均 絶対偏差	0.2319	Σ |y[j]-ρ[j]|/n
誤分類率	0.1272	Σ (p[j]≠pMax)/n
N	574	n

パラメータ推定値

▼ パラメータ推定値

項	推定値	標準誤差	カイ2乗	p値(Prob>ChiSq)
切片	3.18215221	0.2399011	175.95	<.0001*
治療法[治療群]	0.57126576	0.2399011	5.67	0.0173*
切片	0.33248815	0.3001322	1.23	0.2679
治療法[治療群]	0.58380258	0.3001322	3.78	0.0518
切片	-0.0384805	0.3248931	0.01	0.9057
治療法[治療群]	0.54930614	0.3248931	2.86	0.0909

推定値は次の対数オッズに対するものです: なし/発熱, 血圧低下/発熱, 肺炎/発熱

効果の尤度比検定

▼ 効果の尤度比検定

要因	パラメータ数	自由度	尤度比カイ2乗	p値(Prob>ChiSq)
治療法	3	3	6.5550037	0.0875

[参考] 傾向スコアで背景要因を調整しなかった場合のロジスティック回帰分析

▼ 名義ロジスティックのあてはめ 合併症
  ▶ 効果の要約
  勾配で収束しました，5回の反復
  ▶ 反復履歴
  ▼ モデル全体の検定

モデル	(-1)*対数尤度	自由度	カイ2乗	p値(Prob>ChiSq)
差	4.36092	3	8.721844	0.0332*
完全	942.14735			
縮小	946.50827			

R2乗(U)	0.0046
AICc	1896.35
BIC	1928.56
オブザベーション(または重みの合計)	1600

指標	学習	定義
エントロピーR2乗	0.0046	1-Loglike(model)/Loglike(0)
一般化R2乗	0.0078	(1-(L(0)/L(model))^(2/n))/(1-L(0)^(2/n))
平均 -Log p	0.5888	Σ -Log(p[j])/n
RMSE	0.3955	√Σ(y[j]-ρ[j])²/n
平均 絶対偏差	0.2730	Σ |y[j]-ρ[j]|/n
誤分類率	0.1525	Σ (p[j]≠pMax)/n
N	1600	n

▼ パラメータ推定値

項	推定値	標準誤差	カイ2乗	p値(Prob>ChiSq)
切片	3.27733666	0.2156985	230.86	<.0001*
治療法[治療群]	0.49924838	0.2156985	5.36	0.0206*
切片	0.5927097	0.2545954	5.42	0.0199*
治療法[治療群]	0.32358103	0.2545954	1.62	0.2037
切片	0.1583348	0.2735095	0.34	0.5627
治療法[治療群]	0.35249082	0.2735095	1.66	0.1975

推定値は次の対数オッズに対するものです: なし/発熱, 血圧低下/発熱, 肺炎/発熱

  ▶ 推定値の共分散
  ▼ 効果の尤度比検定

要因	パラメータ数	自由度	尤度比カイ2乗	p値(Prob>ChiSq)
治療法	3	3	8.72184403	0.0332*

この例題では，傾向スコアで調整すると効果の尤度比検定が有意でないと判断されるなど，差が小さくなっていることが判ります。この理由としては，共変量の影響が取りのぞかれたこと，調整により解析対象データが減少したことが考えられます。

言いかえると，傾向スコアで調整しても有意と判定される現象は，自信を持って正しい判定と主張することができます。

索 引

記号，数字

α 水準の設定　091
2×2 分割表　026
2 つの割合の差（リスク差）の検定　027
75%分散法　037

欧字

AICc　047,057,059,060,068,120,129
AR　016,072
AUC　016
balanced error rate　071
Bartlett 検定　044
BER　015,071
BIC　047,057,059,060,068,120,129
Bowker の検定　028,099
Box-Cox 変換　025,129
Brown-Forsythe の検定　044
Cochran-Mantel-Haenszel 検定　028,099
Cox の比例ハザードモデル　067,146
──による生存時間分析　067
demographic data　012
DOE　074,078
Dunnett の検定　053,114
EBM　008
Excel(.xls) ファイル　081
Excel ウィザード　082
Fisher の正確検定　097
Fisher の直接確率計算法　027
FNF　015,071
FPF　015,071
F 分布　011
generalized Wilcoxon 検定　065
Hsu の MCB 検定　053,114
JMP スターター　076
JMP データファイル　080
Kaplan-Meier 法　063,064,143
Kendall の順位相関係数　028
Kolmogorov-Smirnov-Lilliefors (KSL) の検定　025
Kolmogorov Smirnov 検定　044
Kruskal-Wallis 検定　050
Levene 検定　044
l×m 分割表分析　026
LOF　056,059,060,118,128,132
logrank 検定　065
LR　071
LSD 閾値行列　114
LSN　074
Mahalanobis の距離　031,103
Mann-Whitney's U test　042
MANOVA　123
Mantel-Cox 検定　066
MCF　070,156
McNemar 検定　028,099
NNT　016,072
O' Brien の検定　044
OR　016,072
paired t-test　040
propencity score　073
p 値　009
RCT　008
ROC　059,061,062,134,141
──曲線　016,134
──テーブル　134
RR　015,072
RRR　072
SAS　078
Shapiro-Wilk の W 検定　025
Spearman の順位相関係数　028
Steel-Dwass 検定　053,114
Steel 検定　054,115
Student's t-test　042
Student の t 検定　052,113
TNF　015,071
TOST　043
TPF　015,071
Tukey の HSD 検定　052,113
Turnbull 法　064
twoone-sided tests　043
unpaired t-test　041
Van der Waerden の検定　043,045,114
Van der Waerden 変換　043
VIF　047,056,120,129
Wald 検定　059,061,067,069,149,153
Weibull プロット　145
Welch's t-test　042
Welch の検定　115
Wilcoxon-Mann-Whitney test　042
Wilcoxon rank sum test　042
Wilcoxon signed-rank test　040
Wilcoxon 検定　053,114
Wilcoxon の順位スコア　042,050
Youden index　017

和文

あ行

あてはまりの悪さ（LOF）　056,059,060,118,128,132
一様分布　011
一致性の統計量　098
一般化ウィルコクソン (generalized Wilcoxon) 検定　063,065
イベント発生モデル　063
イベントプロット　070
因子数　037
因子抽出法　035
因子の回転法　036
因子負荷行列　033
因子負荷量プロット　033,038,107
因子分析　034,107
陰性尤度比　015
ウィルコクソン順位和検定 (Wilcoxon rank sum test)　042
ウィルコクソン (Wilcoxon) の符号付順位検定　040
ウィルコクソン・マン・ホイットニ検定 (Wilcoxon-Mann-Whitney test)　042
ウェルチの t 検定　042
打ち切り　064
応答の指定　124
オッズ比　016,027,059,072,099,134

か行

カイ 2 乗（χ^2）検定　027,097
回帰直線の信頼区間　057
回帰の予測区間　057
回帰プロット　120
回帰モデルによる生存時間分析　068
回転因子　038
回転後の因子負荷量　107
回転前の因子負荷量　107
確率楕円　030
偏り　073
カットオフ値　011,016
カプラン・マイヤー (Kaplan-Meier) 法　063,064
間隔尺度　009
環境設定　076
患者対照研究　071,072
関数モデルを用いた生存時間分析　150
感度　015,071
カンマ区切りデータ (.csv) ファイル　081
管理　078
偽陰性率　015,071
危険率　009
記述統計　092
基本統計　076
球面性の検定　048

行ごとに差をプロット　109
偽陽性率　015,071
共通性の推定値　037
共分散分析　045,049,116
共変量の検定　067,069
曲面　077
寄与リスク　016,072
寄与率　033,056,059,060
区間打ち切りモデル　064
区間幅　023
クラスカル・ワーリス（Kruskal-Wallis）検定　045,050
グラフ　077
グループ間での検定　143
クロス集計表　027
傾向スコア　073,074,166
計算式ダイアログ　085
決定係数　056,059,060
検出力　014
検証的解析　008
検定　097
効果の尤度比検定　059,061,067,069,132,149,153
交互作用　017,046,074
　──の影響　052
　──プロファイル　047,121
誤差のプーリング　046
コスト　069,154
個体間　125
　──変動　048
個体内　125
　──変動　048
固有値　033,037,106
固有ベクトル　033,106
コルモゴロフ・スミルノフ（Kolmogorov Smirnov）検定　044
混同行列　061,134
コントロール群との比較を行う併合順位の Dunn 検定　054

■ さ行

最近傍マッチング　166
最小 2 乗平均　124
最小 2 乗法　036
最小有意差　074
最小有意値　115
再生モデル　069,154
　──による生存時間分析　069
最尤法　035
散布図　030
　──行列　030,101
サンプリング調査　073
指数関数　066
指数プロット　145
実験計画法（DOE）　074,078
シミュレーション　014
尺度　083
斜交回転　036,037
主因子法　036
重回帰分析　056,126

修正済み赤池情報量規準　047,057,059,060,068
自由度調整済み R2 乗　056
主効果　046
受信者動作特性（ROC）　059,061,062,141
　──曲線　016,134
主成分分析　032,103
主成分法　036
順位相関係数　028,031
順序尺度　009
順序ロジスティック　131
　──回帰分析　060
小規模研究　008
消費者調査　078
真陰性率　015,071
真陽性率　015,071
信頼区間　009,059,061,091
信頼性　077
スクリー基準　037
スクリープロット　037,107
スコア係数　062
スコアプロット　033
スチューデントの t 検定　042
ステップワイズ法　135
スプラッシュ画面　076
すべてのペアに対する併合順位の Dunn 検定　054
正規分位点プロット　095
正確法　027
正規スコア　043
正規分位点プロット　025
正規分布　010
　──の適合度検定　025,095
正準相関係数　062
正準の詳細　141
正準プロット　061,139,141
生存時間分析プロット　065
生命表法　064
生命保険数理法　064
全数調査　073
選択ツール　089
尖度　012,023
相関　101
　──行列　030
　──係数　030
　──係数の検定　031
　──の p 値　102
　──の強弱　031
　──分析　029
相殺作用　017,074
相乗作用　017,074
相対危険率　015,072
相対リスク　099
　──減少率　072
層別解析　073
測定　077

■ た行

第 1 種過誤率　051
第 2 種過誤率　014

対応のある t 検定　040
対応のない t 検定　041
対応分析　027,099
大規模研究　008
対数オッズ　058
対数正規関数　066
対数正規プロット　145
対数正規分布　011
多重共線性　046
多重比較　013
　──検定（パラメトリック法・ノンパラメトリック法）　045,046
多変量　077
　──検定法　048
ダミー変数　037,055
探索的解析　008
中央値　012,022
直交回転　036,037
治療必要数　016,072
停止ルール　135
データタイプ　083
データテーブル　076,079
データフィルタ　086
テーブル　078
適合度　095
てこ比プロット　047,120
統計学的検定　009
統計学的有意差　074
同時信頼区間　145
同等性の検定　043
等分散性の検定　044,045,115
特異度　015,071

■ な行

二項分布　011
ノンパラメトリック　111
　──生存時間分析　064
　──相関係数　029,031,103
　──な多重比較　111
　──分析　010

■ は行

パーセンタイル　022
バートレット（Bartlett）の検定　033
バイアス　008,073
箱ひげ図　024
ハザード　067
外れ値の箱ひげ図　024
パラメータ推定値　047,048,050,056,059,061,067,118,124,128,132,134,148,152
パラメトリック分析　010
反復主因子法　036
反復測定−分散分析　045,048
反復測定モデル　122
判別スコア　062,139
判別分析　061,138
非打ち切り　064
非回転因子　037,038

173

索引・参考文献

ヒストグラム 023
標準 β 120,129
標準回帰係数（β） 047,056
標準化スコア係数 062
標準偏回帰係数 129
標準誤差 023
標本サイズ 014
ヒンジ 024
不安定 059
符号検定 041
分位点 065,113
　──の箱ひげ図 024
分割表 027,097
分散拡大要因（VIF） 047,056
分散・標準偏差 022
分散分析 116
　──表 047,049,056
分析オプションダイアログ 091
分析オプションメニュー 091
分析のやり直し 090
分布のあてはめ 025,095
分布プロファイル 069,153
分類尺度 009
平均値 022
平均の比較 111
平均分析法 112
平均累積関数 070,156
併合順位によるDunn検定 115
ベイズ情報量規準
　047,057,059,060,068,120,129
ベースライン生存関数 067
ベースライン生存曲線 067,148

べき変換 025
変数減少 136
変数増加 136
変数増減 136
偏相関係数 030
　──行列 102
変動係数 023

ま行

前向きコホート研究 072
マハラノビス（Mahalanobis）の距離
　031,103
マン・ホイットニ（Mann-Whitney）
　検定 042
密度 112
無作為抽出 073
名義ロジスティック 131
　──回帰分析 058
メディアン検定 043,045,114
モザイク図 097
モデル 077

や行

有意性検定 107
尤度比 015,071
有病率研究 072
要因配置−分散分析 045,046
陽性尤度比 015
予測値と残差のプロット 129
予測式 057,129
予測プロファイル 121

読み込み可能なファイル形式 080

ら行

ラプラス分布 010
ランダム化臨床試験 072
ランダムサンプリング 073
離散値 011
リスク差 072
リスク比 015,027,067,072
累積確率プロット 025,095,112
累積生存率 064
　──標準誤差 066
列情報ダイアログ 083,085
列の積み重ね 087
列プロパティ 084
レポートオプションダイアログ
　090
レポートオプションメニュー 090
レポートダイアログ 089
レポートメニュー 089
連関係数 028,099
ログランク（logrank）検定
　063,065
ロジスティック関数 058
ロジスティック回帰分析 130
ロジスティック分布 010

わ行

歪度 012,023
ワイブル関数 066
割合の検定 095

参考文献

1) 折笠秀樹：臨床研究デザイン　医学研究における統計入門．真興交易医書出版部，東京，1995

2) 永田　靖，吉田道弘：統計的多重比較法の基礎．サイエンティスト社，東京，1997

3) 森實敏夫：入門医療統計学．東京図書，2004

4) 山口和範，高橋淳一，竹内光悦：図解入門よくわかる多変量解析の基本と仕組み．秀和システム，2004

5) 廣野元久，林　俊克：JMPによる多変量データ活用術．海文堂，2005（2008年に改訂）

6) 対馬栄輝：SPSSで学ぶ医療啓太変量データ解析．東京図書，2008

7) 芳賀敏郎：医薬品開発のための統計解析　第1部　基礎．サイエンティスト社，東京，2009（2011年に改訂）

8) 芳賀敏郎：医薬品開発のための統計解析　第2部　実験計画法．サイエンティスト社，東京，2009（2014年に改訂）

9) 芳賀敏郎：医薬品開発のための統計解析　第3部　非線形モデル．サイエンティスト社，東京，2010

10) 内田　治，石野祐三子，平野綾子：JMPによる医療系データ分析，2012

11) 新谷　歩：今日から使える医療統計．医学書院，2015

12) 柳井久江：4Stepsエクセル統計　第4版，オーエムエス出版，2015

> JMPのインストール，操作等に関するご質問は，下記まで
> お願いいたします．
>   SAS Institute Japan 株式会社　JMP ジャパン事業部
>   〒 106-6111 東京都港区六本木 6-10-1 六本木ヒルズ森タワー 11F
>   TEL: 03-6434-3780（平日：9:00 〜 12:00 / 13:00 〜 17:00）
>   FAX: 03-6434-3781
>   Email:jmpjapan@jmp.com
>
> その他，本書に関するご質問は，小社ホームページ（http://www.oms-publ.co.jp）の「ご意見・ご要望」欄までお願いいたします．

JMP 医学統計マニュアル

2016 年 5 月 16 日　　初版第 1 刷発行

著　者	長田　理
発行者	岡本　伸
発行元	(有)オーエムエス出版
	〒 359-1118　埼玉県所沢市けやき台 1-32-13
	Tel & Fax 04-2923-8557
	URL：http://www.oms-publ.co.jp
	振替　00150-4-150252
発売元	(株)星雲社
	東京都文京区大塚 3-21-10
表紙デザイン	柳井　知子
印刷製本	藤原印刷株式会社

□定価はカバーに表示してあります．

©2016　オーエムエス出版

ISBN978-4-434-21911-5

Printed in Japan

● 新刊案内 ●

4Steps エクセル統計 第4版

著者：柳井久江（元 埼玉大学理学部数学教室）／B5判312頁
定価：4000円＋税／ISBN978-4-434-21162-1

エクセル アドインソフト Statcel4 付属	15年以上にわたるベストセラー『4Stepsエクセル統計』が第4版となりました。煩雑な数式を使わず、簡単に統計処理ができるExcelアドインソフト「Statcel4」が付属しています。
充実の 多重比較検定	以下のような多彩な多重比較検定法を実装・解説。 パラメトリック多重比較検定：Tukey-Kramer法、Scheffé's F test、Bonferroni/Dunn法、Dunnett法、Williams法 ノンパラメトリック多重比較検定：Steel-Dwass法、Steel法、Shirley-Williams法
「関連ある 多群の差の検定」 を追加	さらに「関連のある多群の差の検定」としてパラメトリック検定の「重複測定-一元配置分散分析法」とノンパラメトリック検定の「クェード検定」「コクランのQ検定」を追加。例題も充実しています。

● 好評既刊書ご案内 ●

すべての例題と目次を小社ホームページ（http://www.oms-publ.co.jp）でご覧いただけます．

4Steps エクセル SQC
―パレート図から検定・推定・実験計画法まで―

著者：柳井久江／B5判240頁／定価：4,800円＋税
ISBN4-7952-5594-6 C3050 ※現在オンデマンド版（小社ホームページ参照）のみの販売となっています。
付録：エクセルアドインソフト StatcelQC

◆ 4Stepsエクセル統計の姉妹書です．統計解析と品質管理が行えます．
【統計解析編】
基本統計量／計量値の検定・推定，他
【品質管理編】
図形ツール（パレート図／ヒストグラム／散布図／管理図（Xbar-R管理図／Xメジアン-R管理図／X-Rs管理図／pn管理図／p管理図／c管理図／u管理図）／信頼区間グラフ）／実験計画法（一元配置分散分析法による解析／繰り返しのない二元配置分析法による解析／繰り返しのある二元配置分析法による解析／三元配置実験の解析／分割法：反復のある二元配置実験の解析／直交配列実験の解析／直交配列表による実験の計画）

エクセル統計―実用多変量解析編―

著者：柳井久江／B5判182頁／定価：3,800円＋税
付録：エクセルアドインソフト Mulcel
ISBN978-4-434-06550-7 C3055

◆「4Stepsエクセル統計」の多変量解析版です．エクセルアドイン Mulcelを使って，エクセルで多変量解析！

【解析内容】
重回帰分析／正準相関分析／主成分分析／クラスター分析／因子分析／数量化理論（Ⅰ～Ⅳ）／判別分析

もう悩まない！ 論文が書ける統計

著者：清水信博／B5判152頁／判定価：2,300円＋税
ISBN978-4-434-04824-1 C3047

◆「今更こんなこと聞けない」と密かに悩むあなたに贈ります．ゴールは「論文を仕上げる」こと．一読すれば，「そうだったのか」と納得．あって良かったこんな本！

【目次】
Ⅰ．データを眺めてみよう：必要な統計手法の選択
Ⅱ．分布を眺めてみよう：1標本
Ⅲ．関係を調べてみよう：相関
Ⅳ．2標本の比較
Ⅴ．多重比較